공원 산책

두 그림의 다른 부분 5곳을 찾아 동그라미 해보세요.

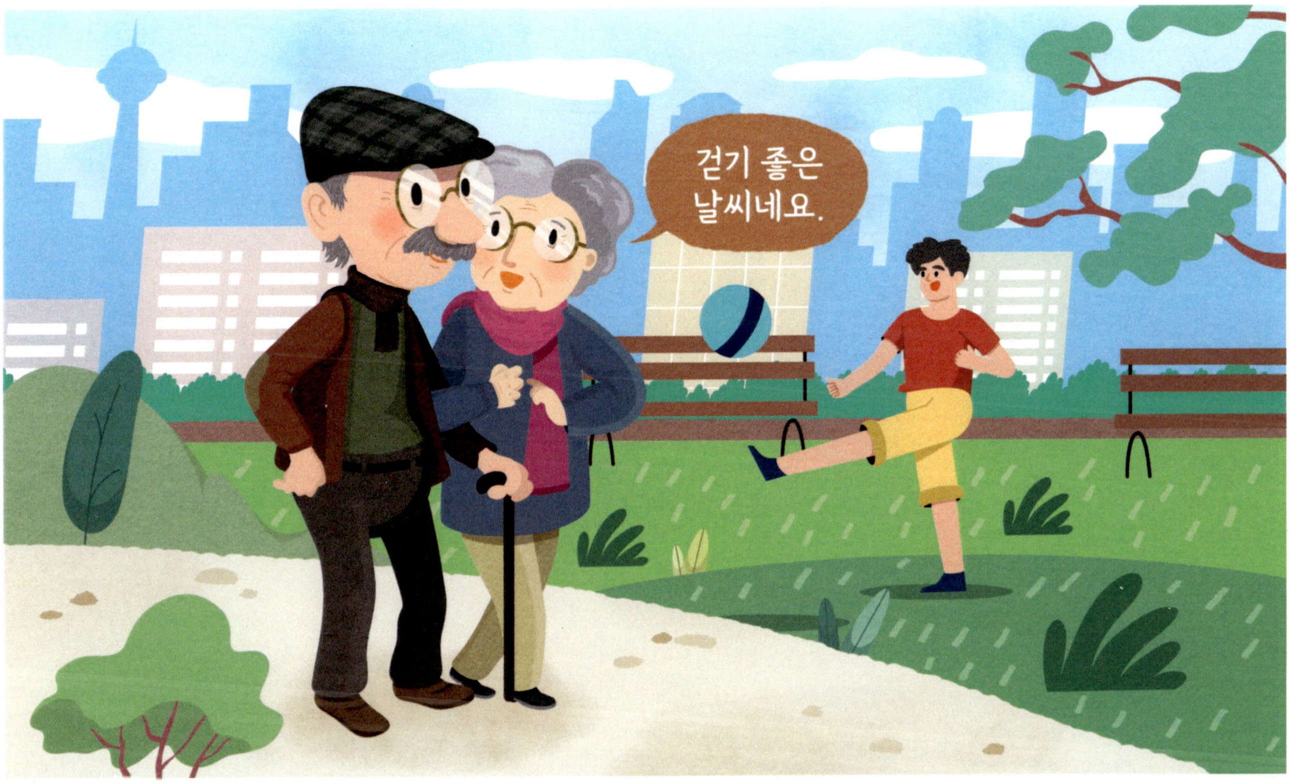
걷기 좋은
날씨네요.

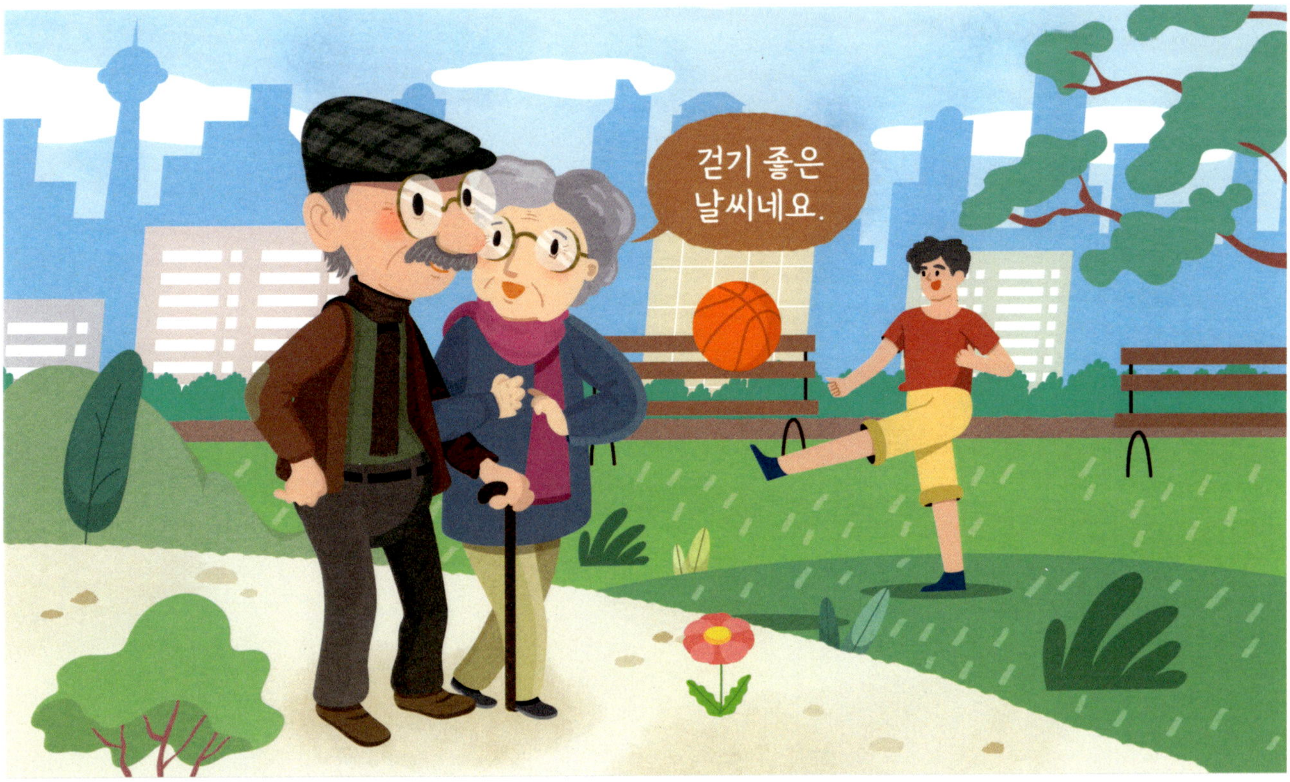
걷기 좋은
날씨네요.

송편 만들기

두 그림의 다른 부분 5곳을 찾아 동그라미 해보세요.

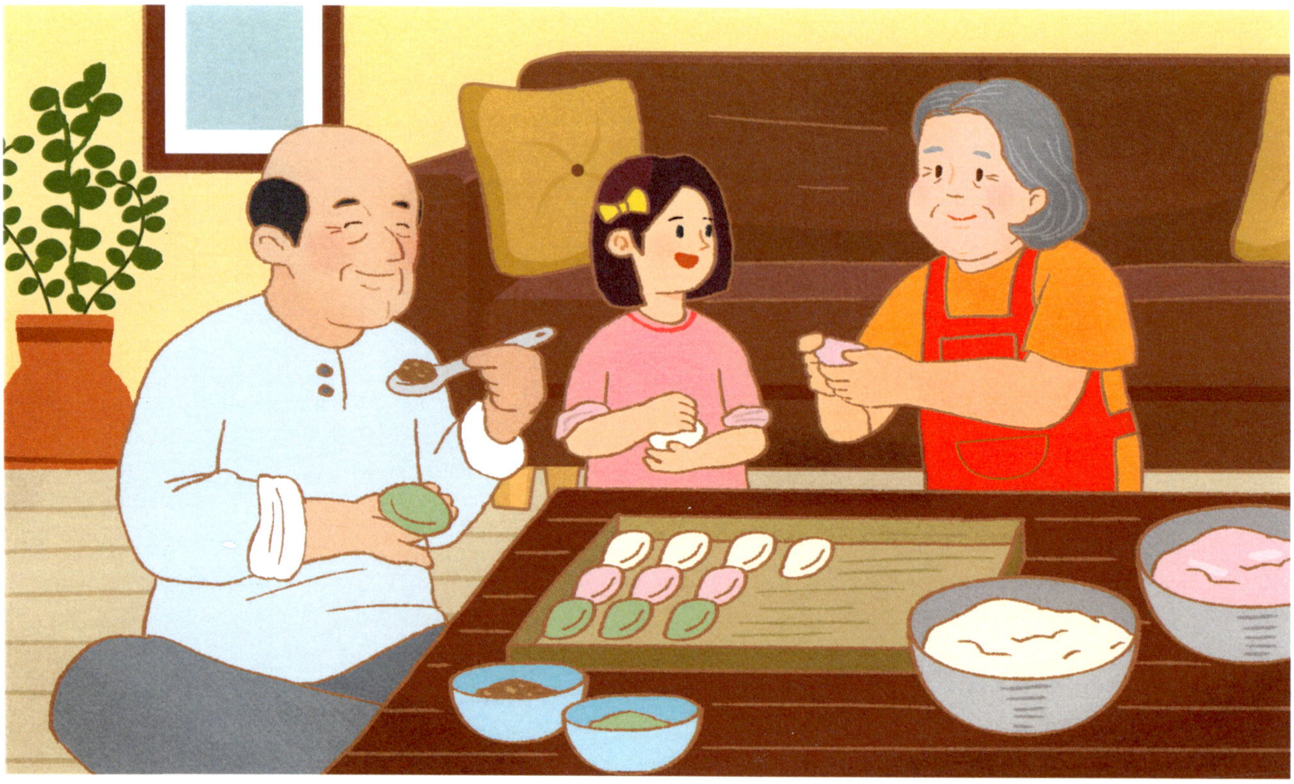

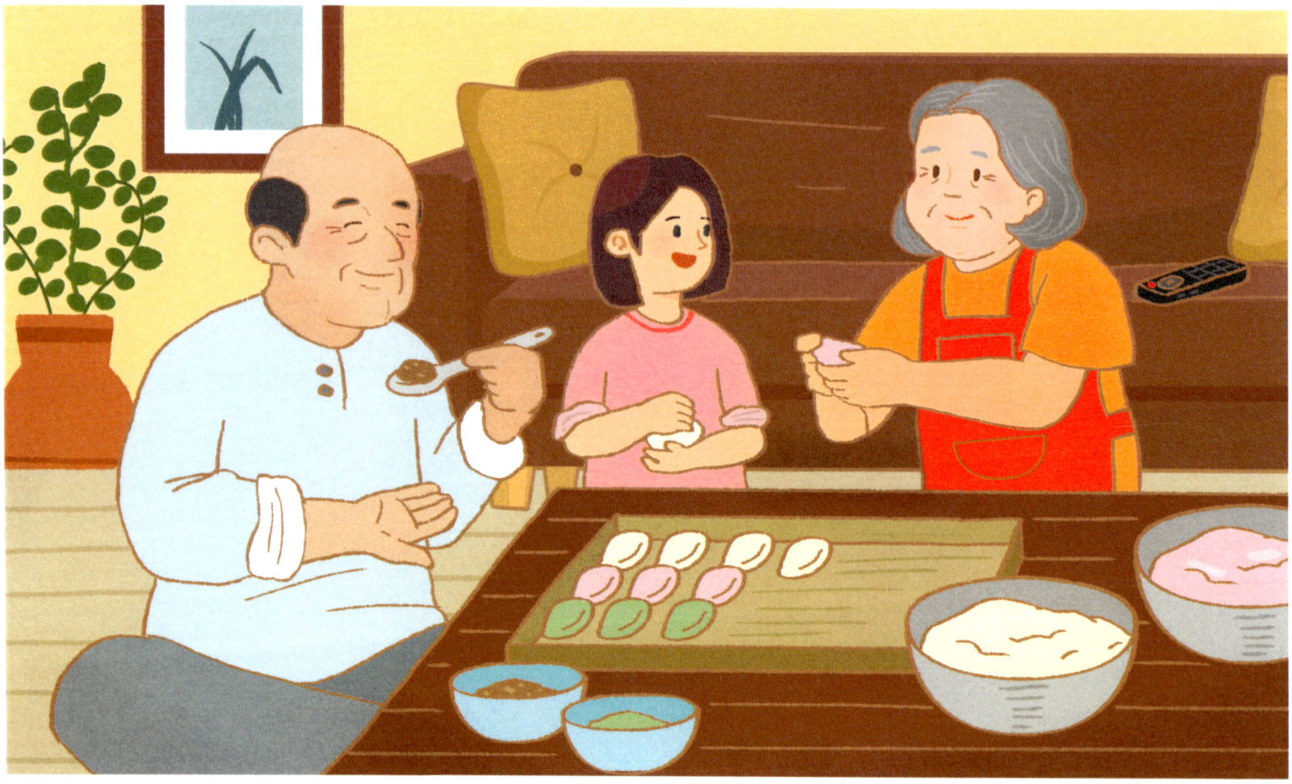

1편

시멘토 시니어 틀린그림찾기

두뇌운동 치매예방 인지활동

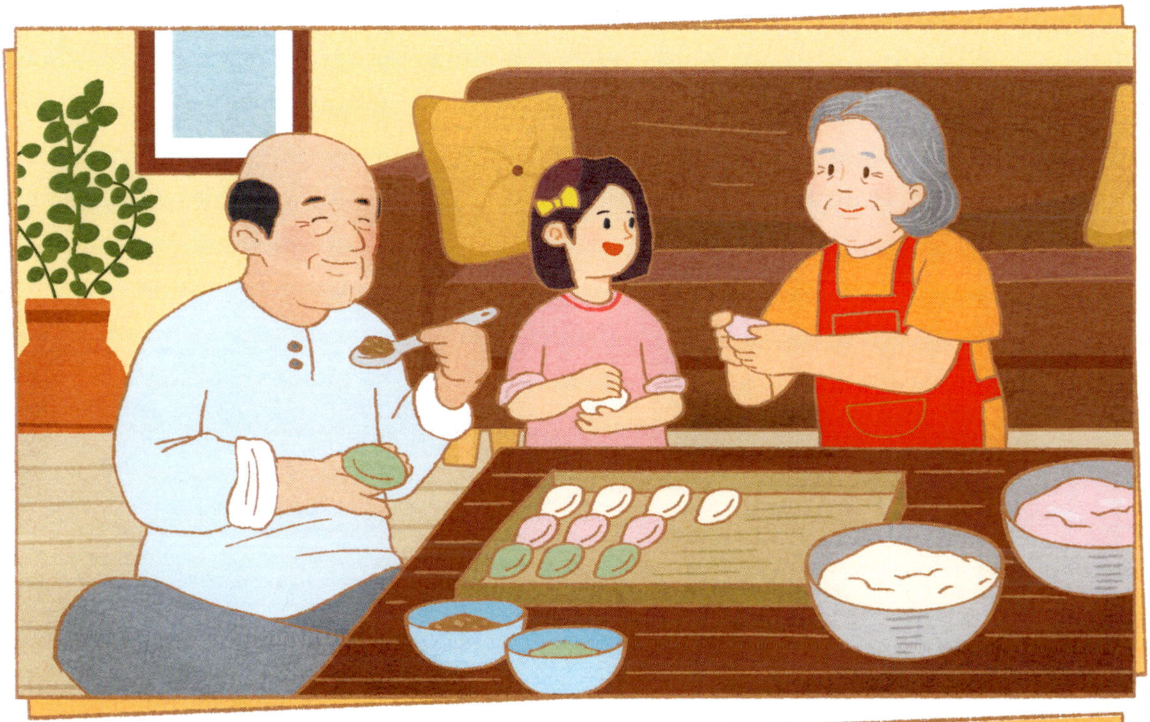

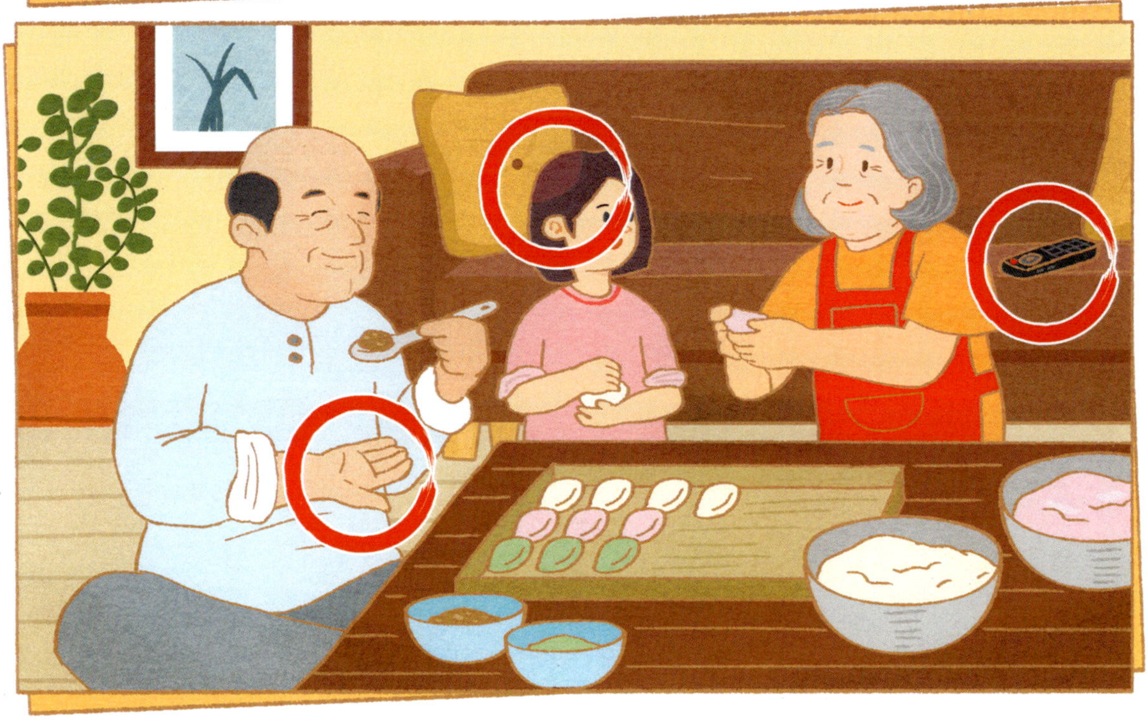

시멘토

얼음낚시

두 그림의 다른 부분 5곳을 찾아 동그라미 해보세요.

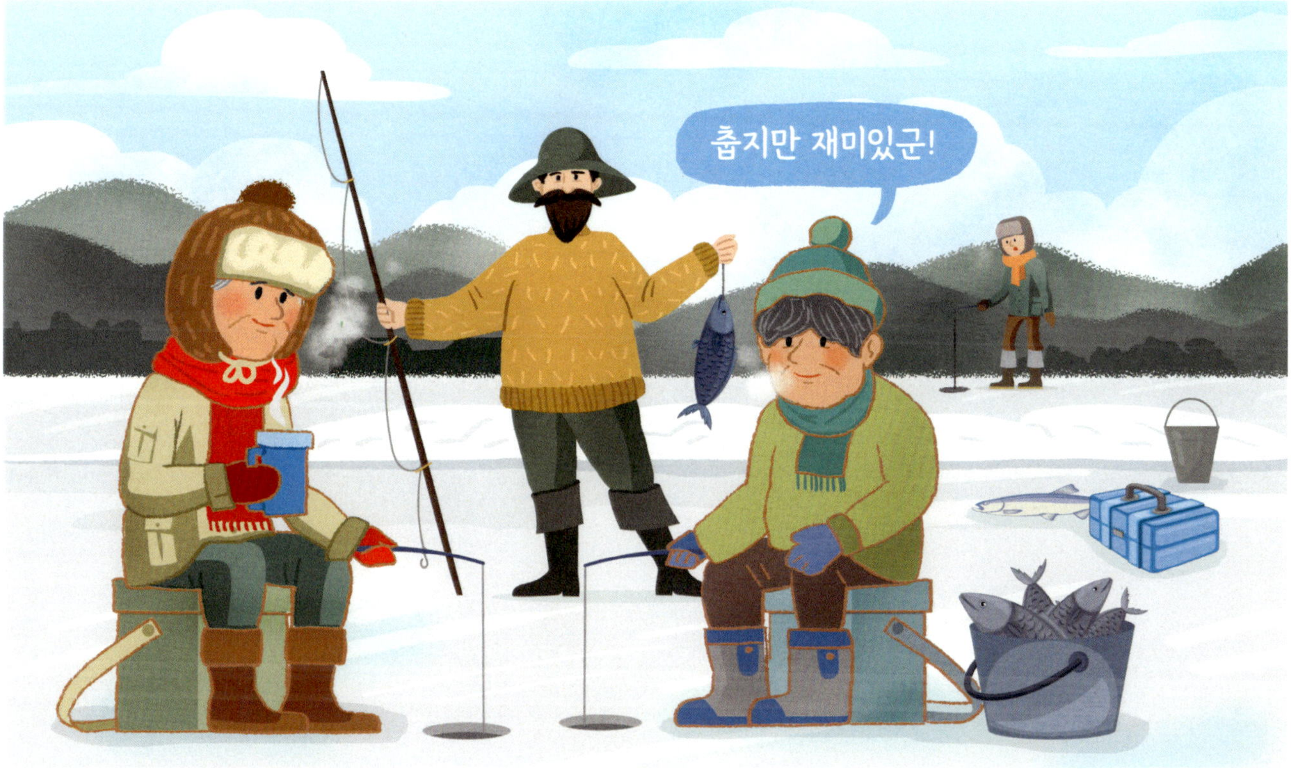
춥지만 재미있군!

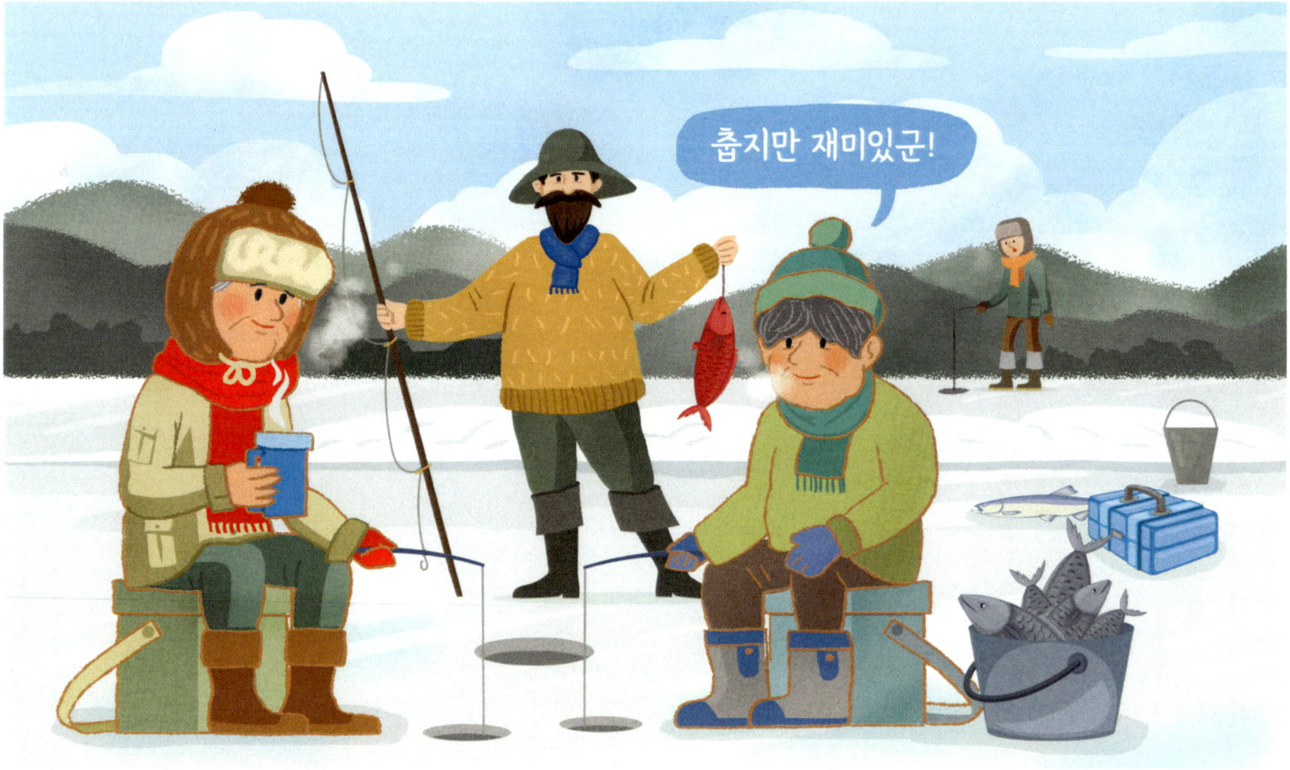
춥지만 재미있군!

반짇고리

두 그림의 다른 부분 5곳을 찾아 동그라미 해보세요.

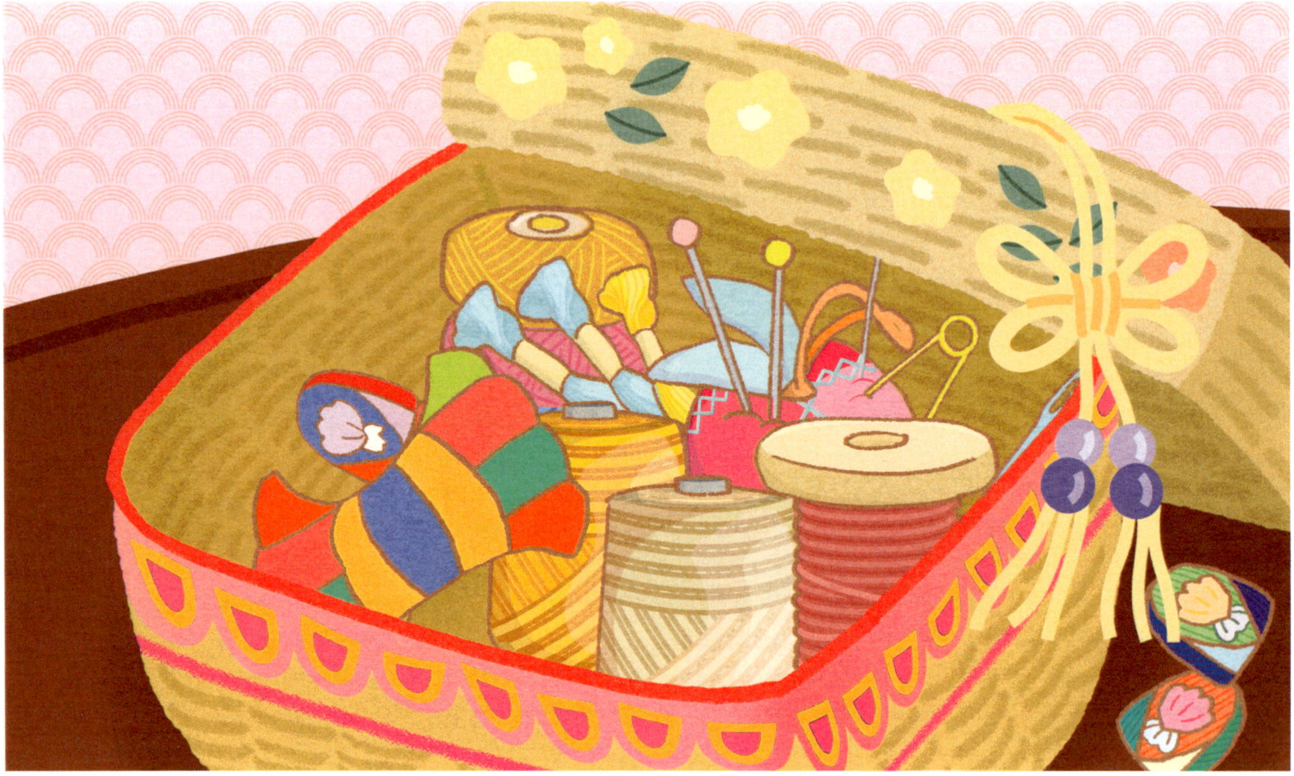

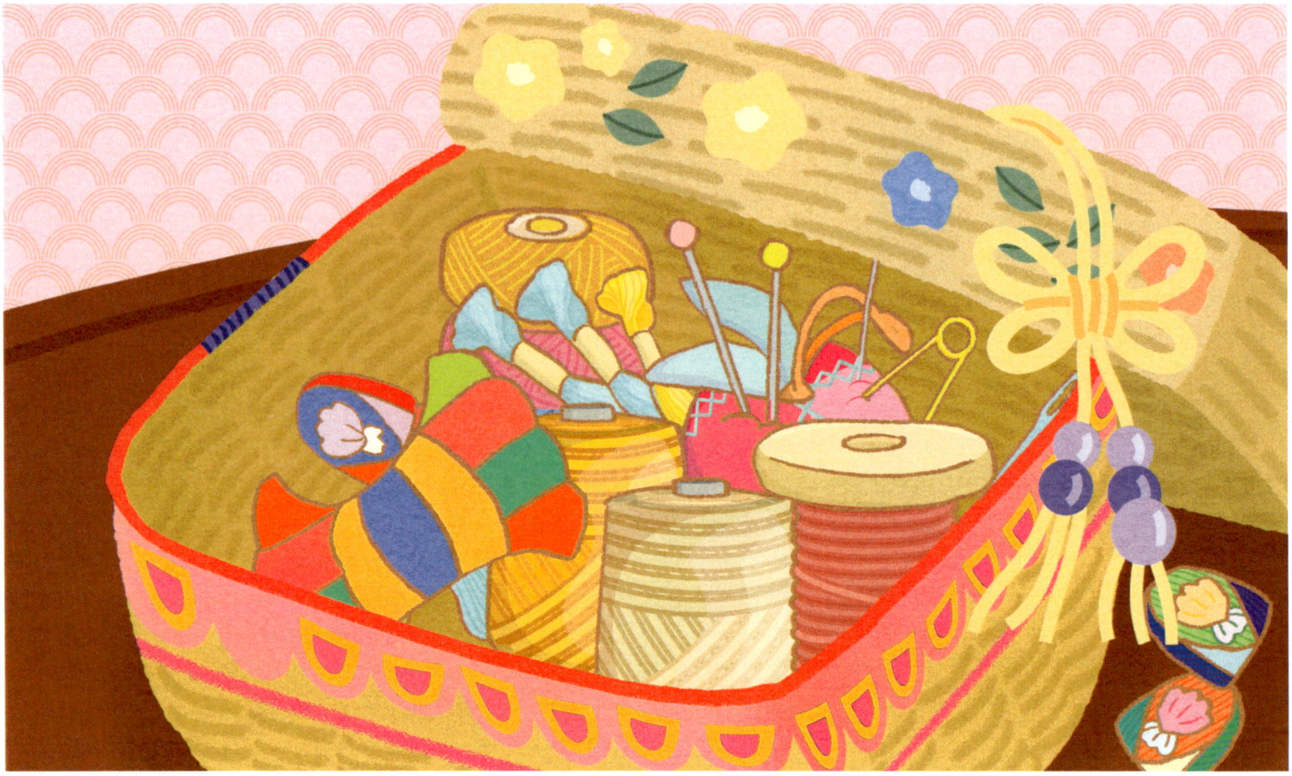

엿장수 오는 날

두 그림의 다른 부분 5곳을 찾아 동그라미 해보세요.

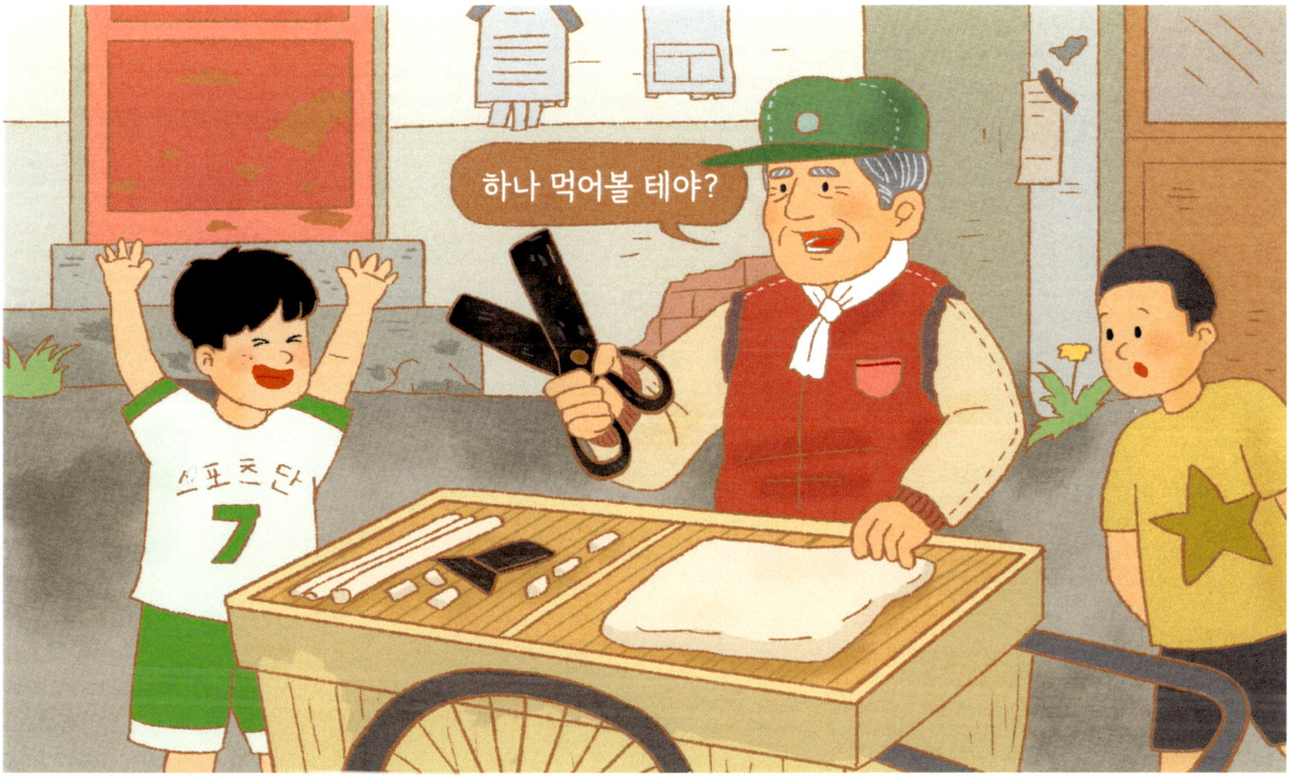
하나 먹어볼 테야?
스포츠단
7

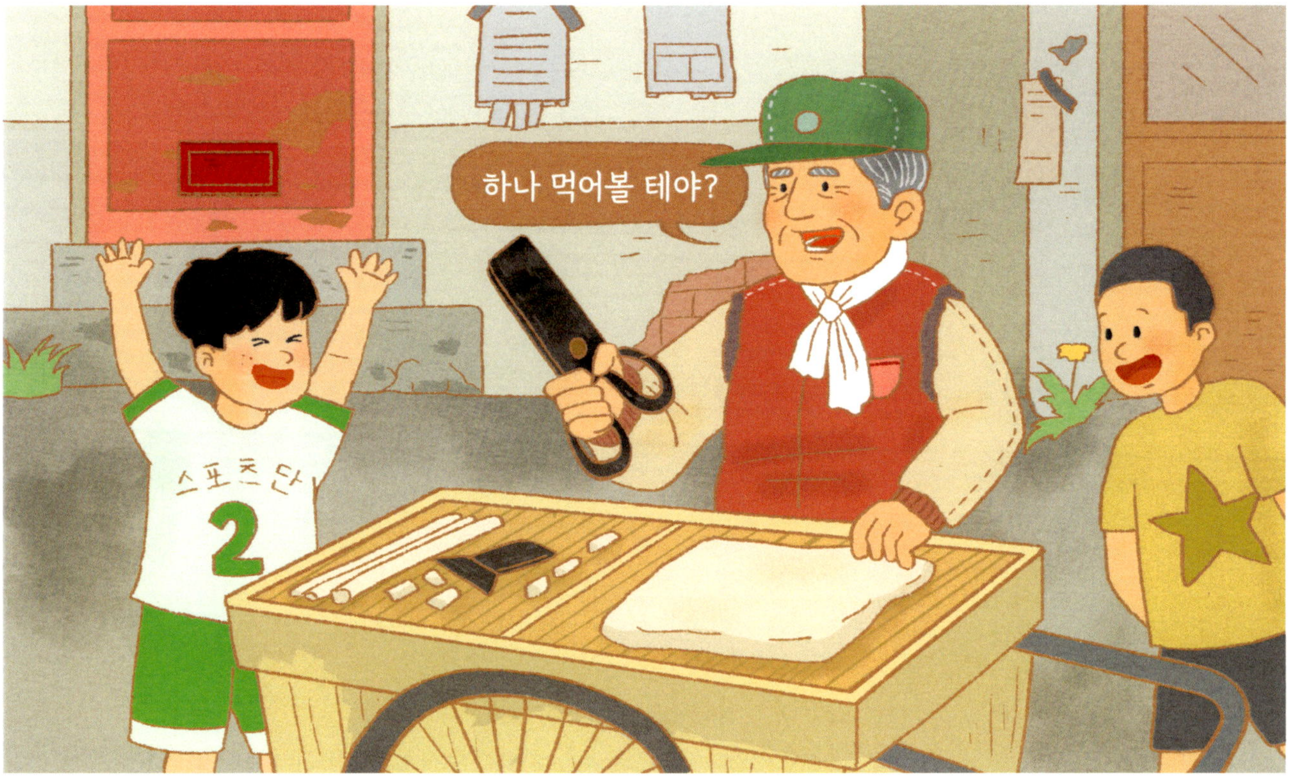
하나 먹어볼 테야?
스포츠단
2

가족사진

두 그림의 다른 부분 5곳을 찾아 동그라미 해보세요.

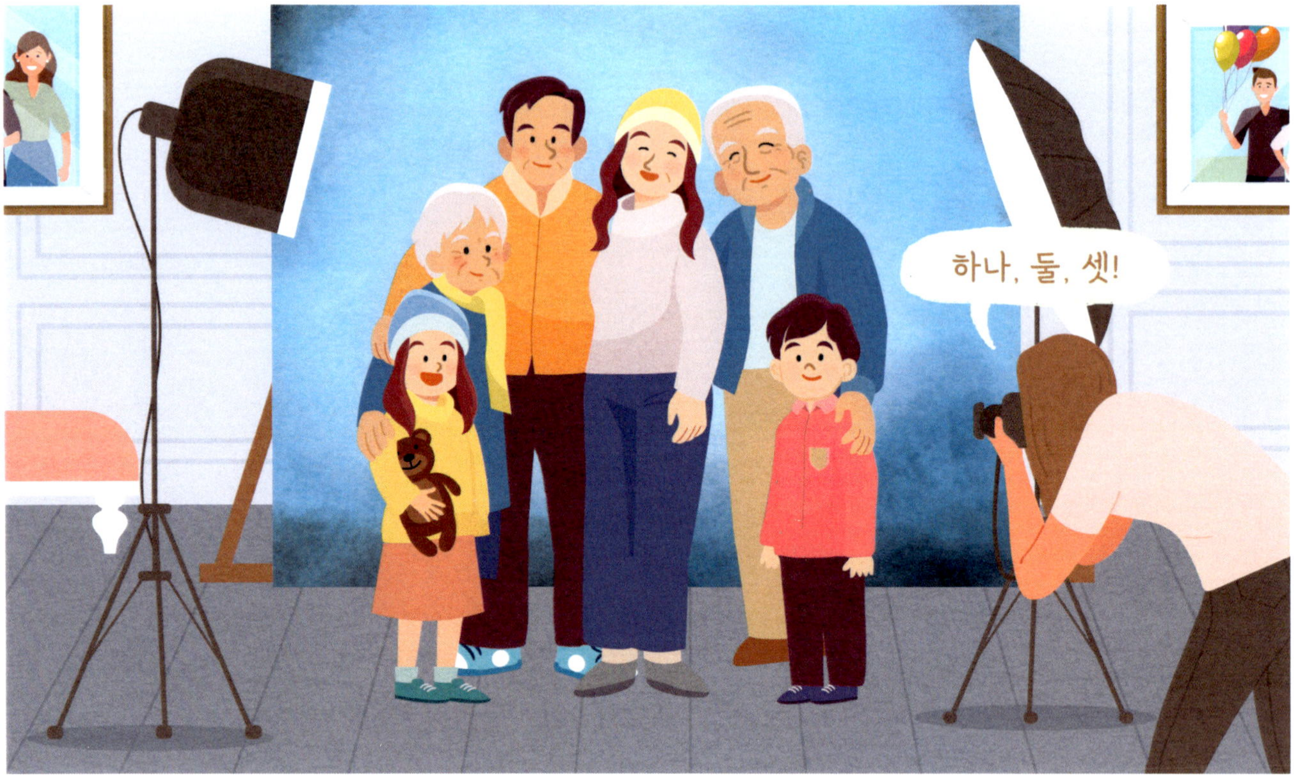
하나, 둘, 셋!

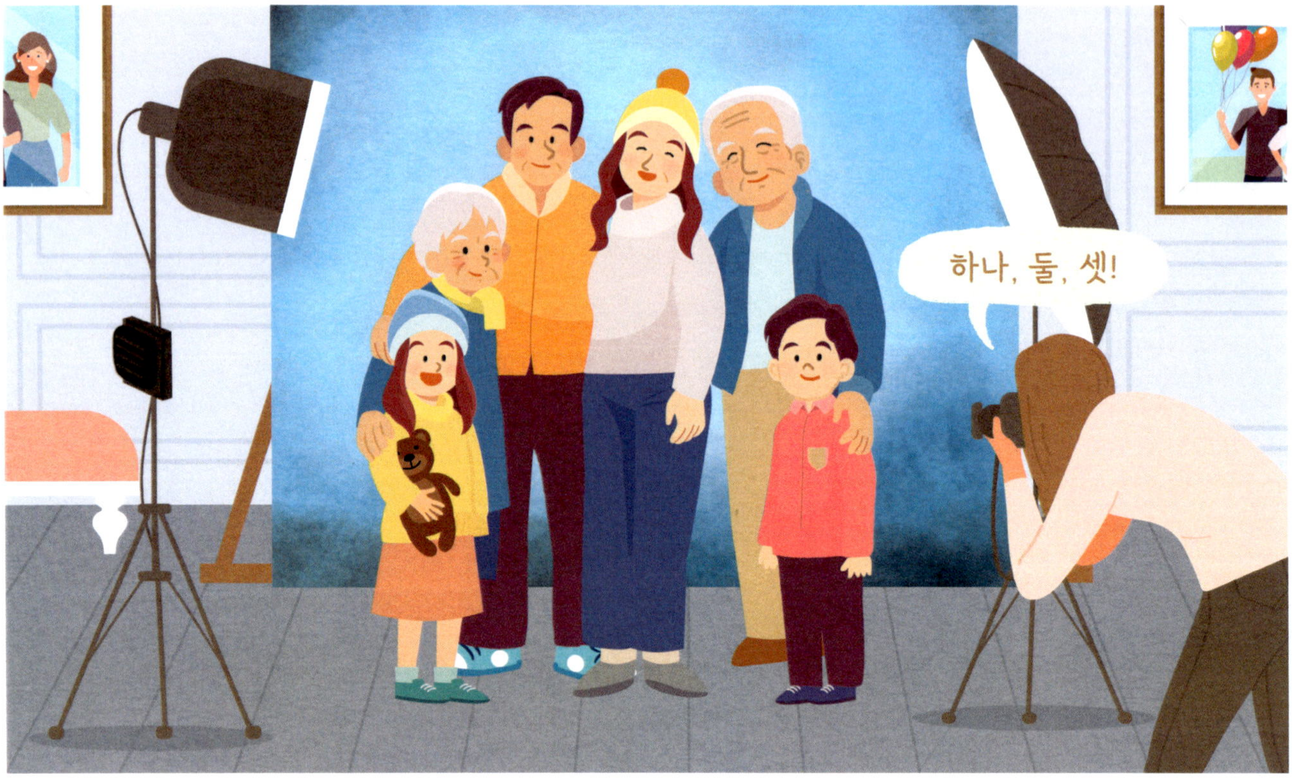
하나, 둘, 셋!

강아지와 산책

두 그림의 다른 부분 5곳을 찾아 동그라미 해보세요.

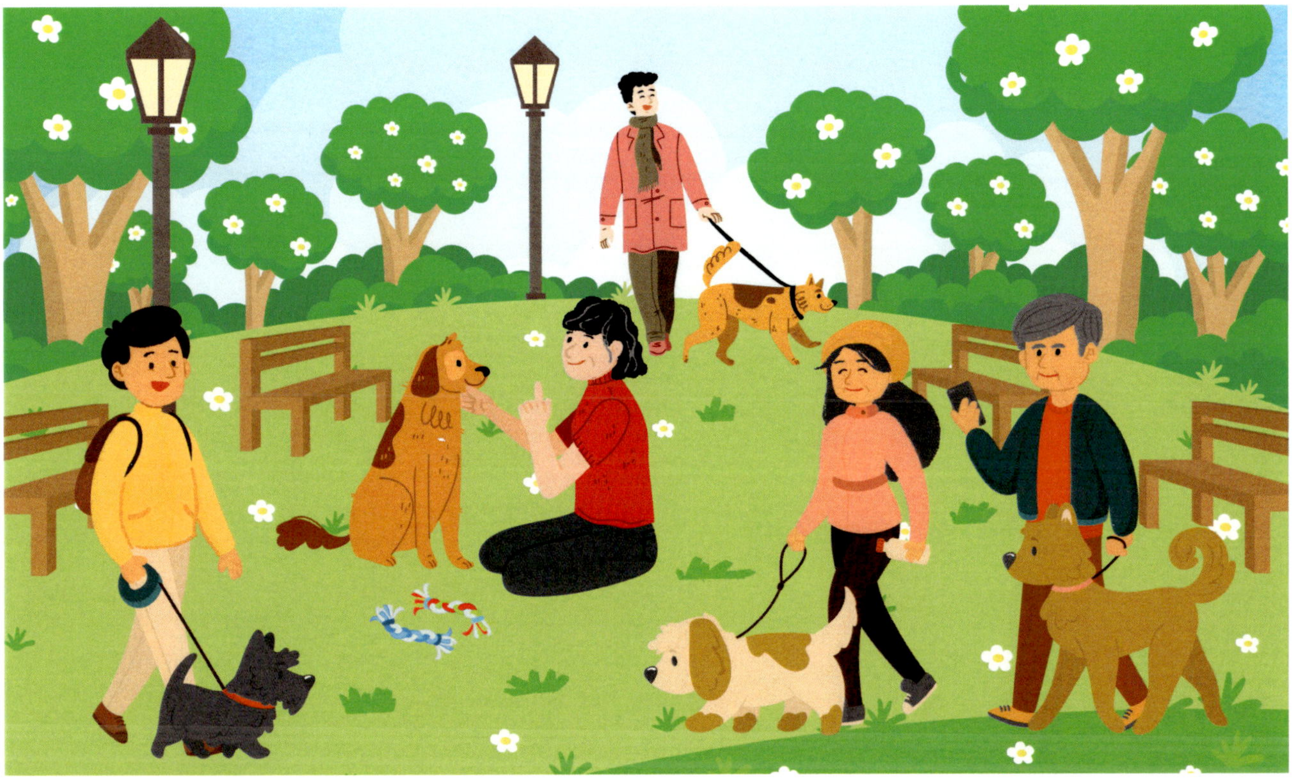

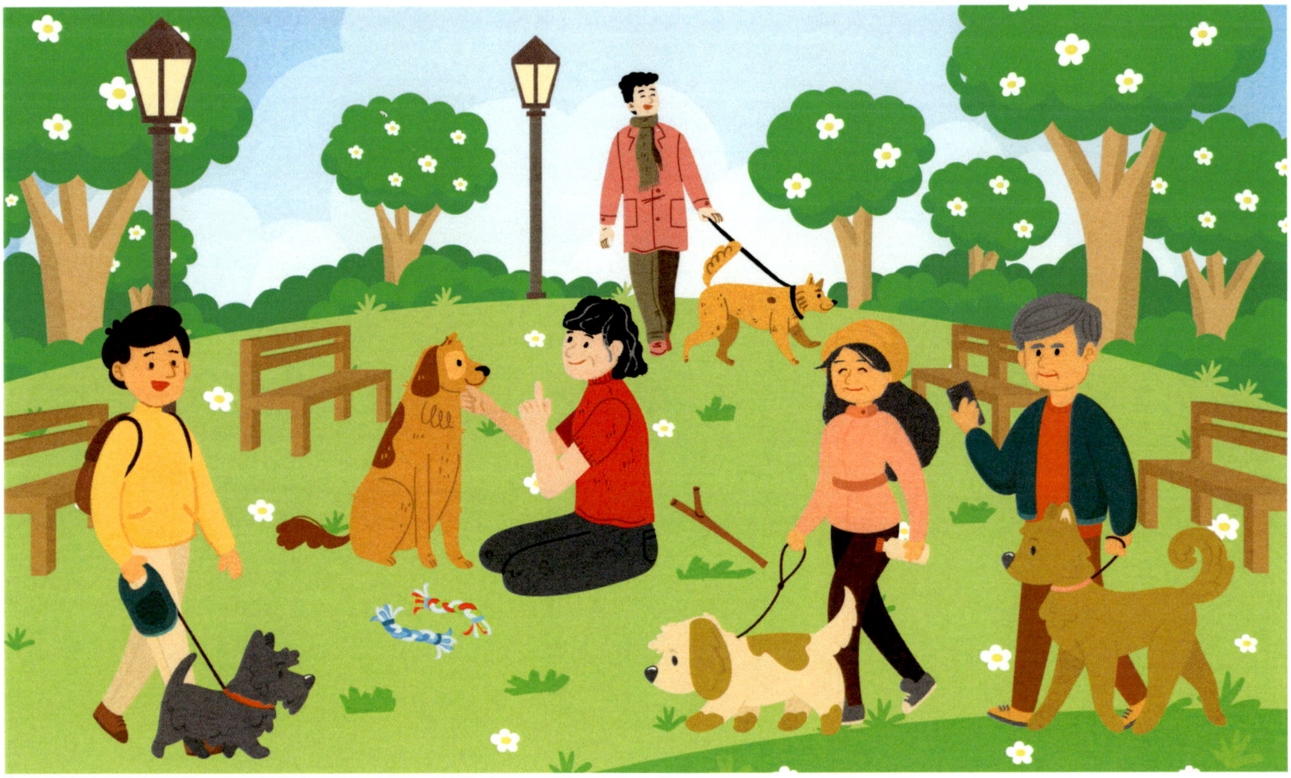

게이트볼

두 그림의 다른 부분 5곳을 찾아 동그라미 해보세요.

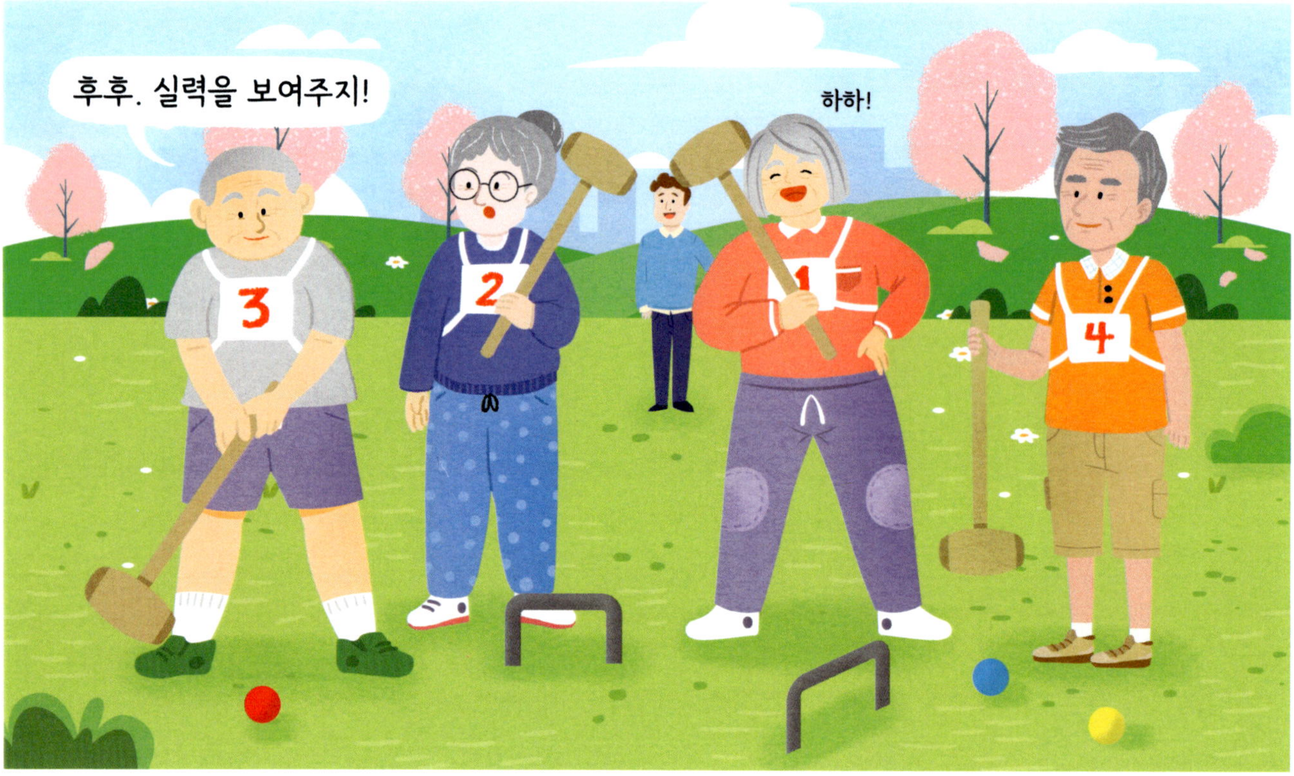
후후. 실력을 보여주지!
하하!
3
2
1
4

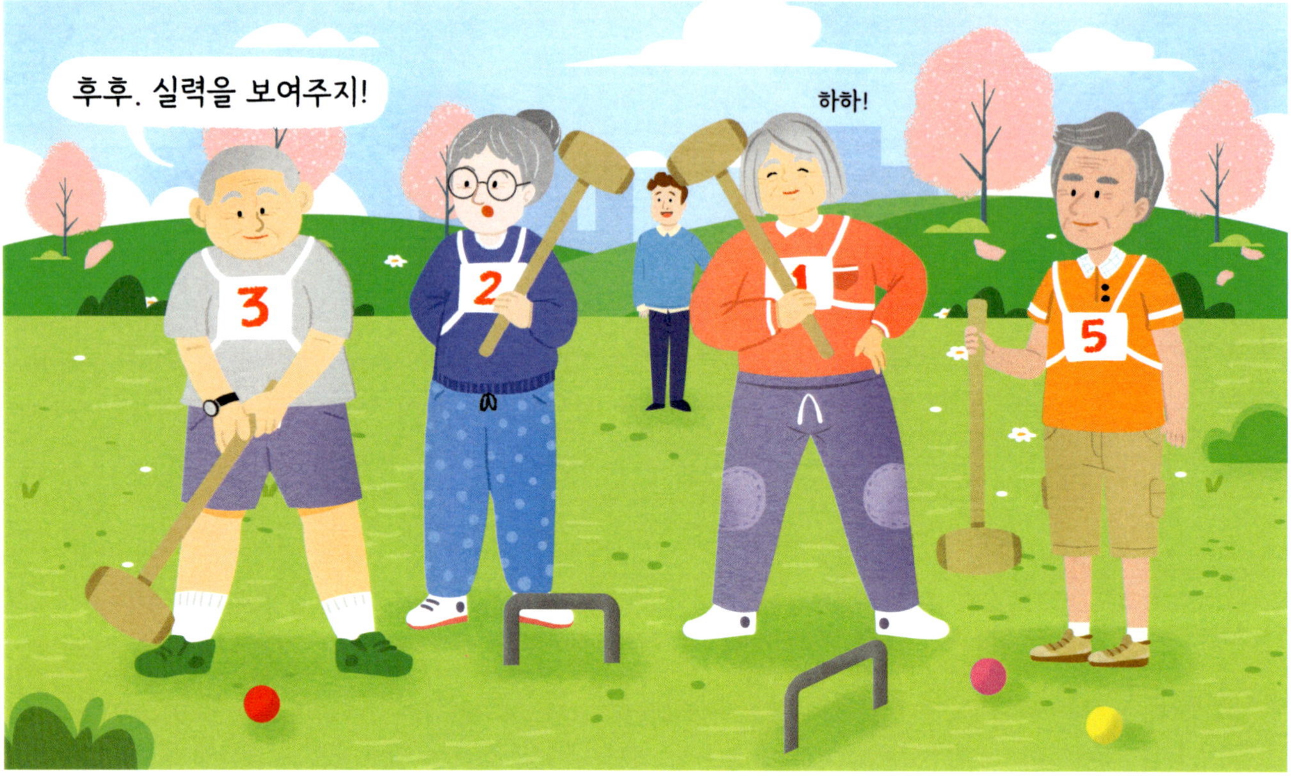
후후. 실력을 보여주지!
하하!
3
2
1
5

윷놀이

두 그림의 다른 부분 5곳을 찾아 동그라미 해보세요.

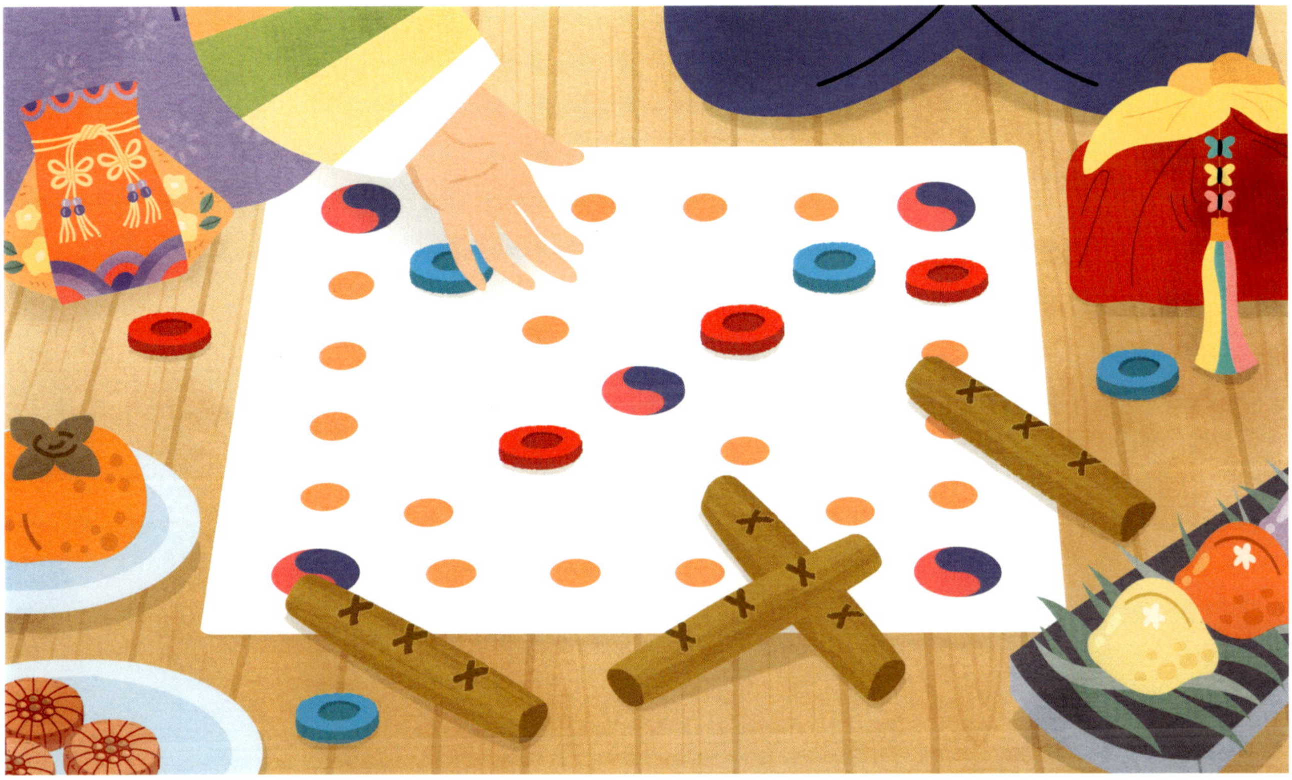

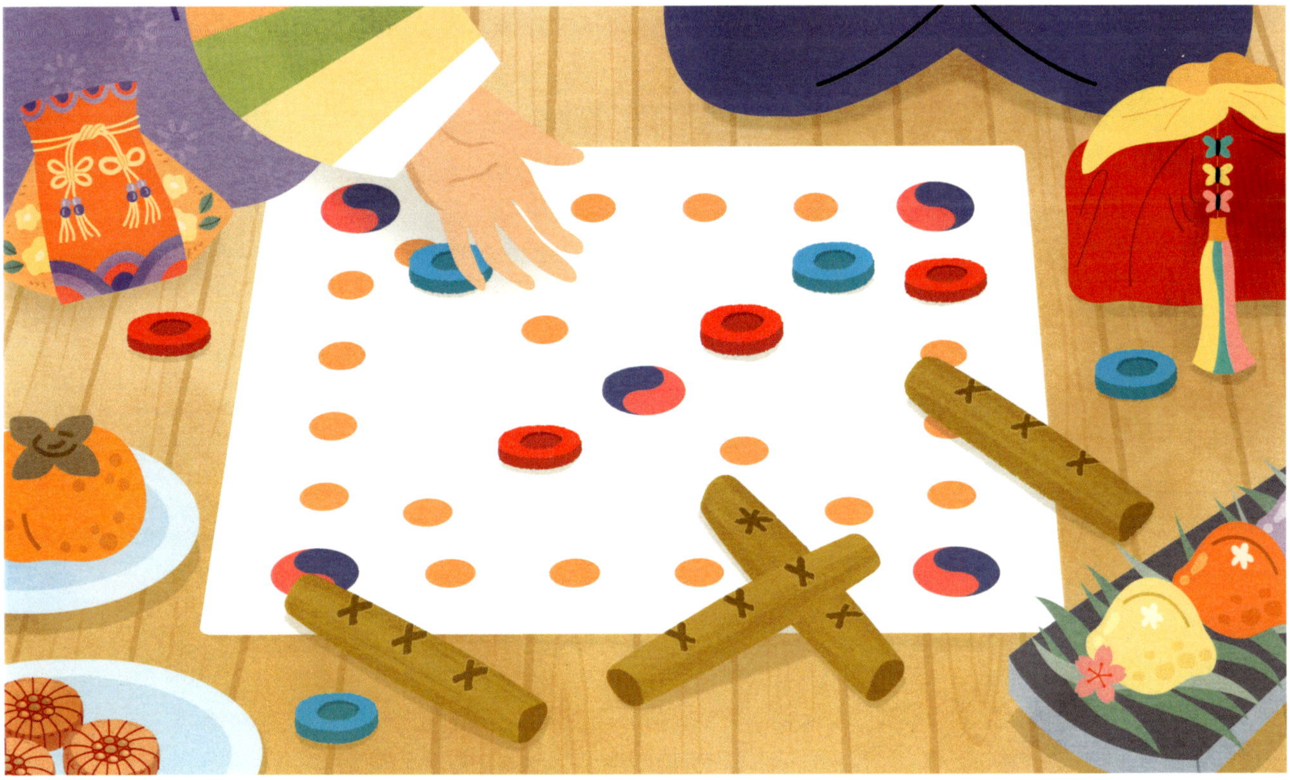

아늑한 거실

두 그림의 다른 부분 5곳을 찾아 동그라미 해보세요.

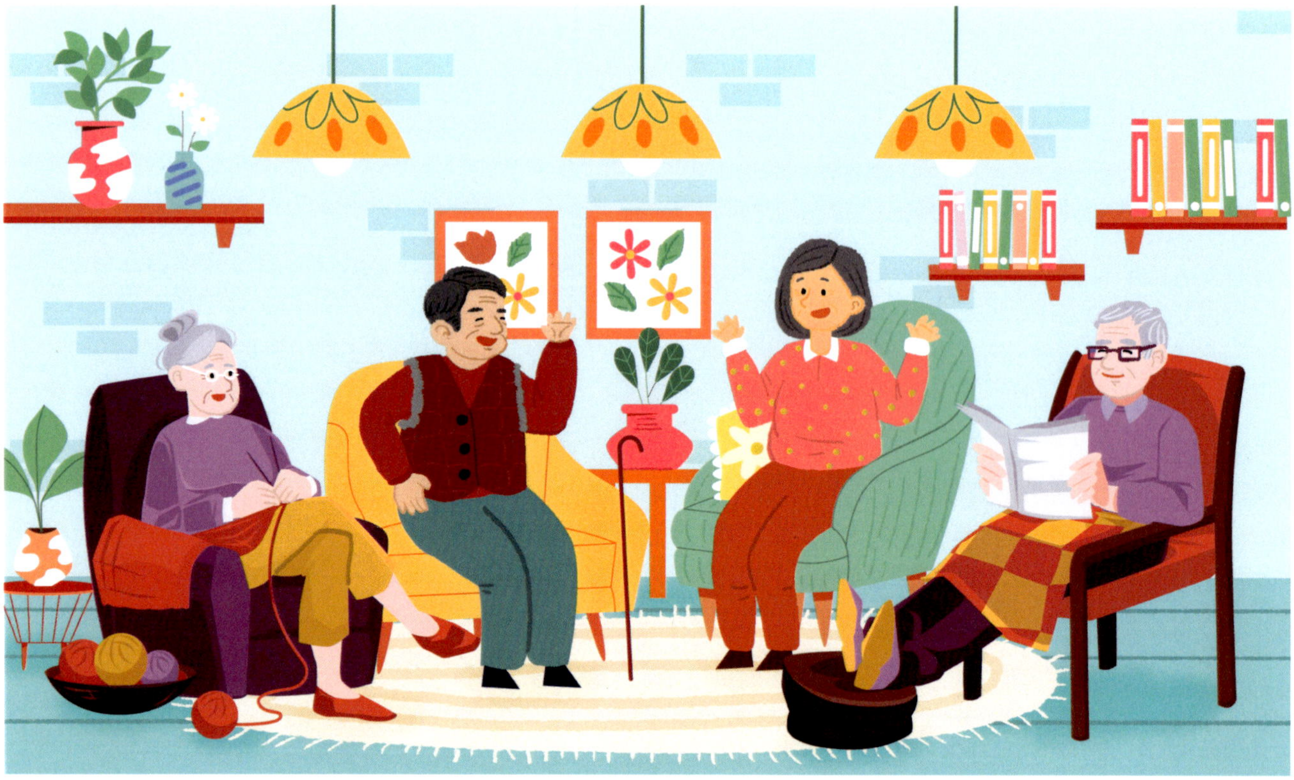

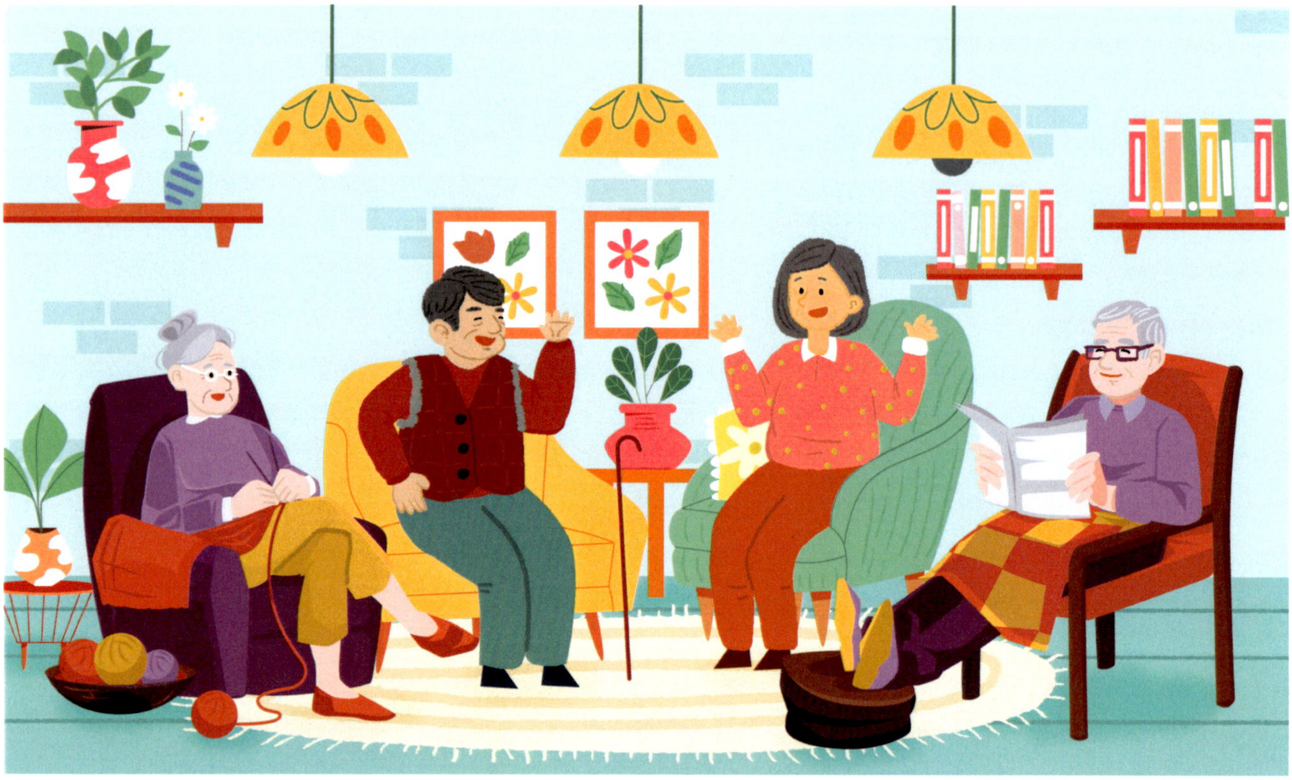

회사 생활

두 그림의 다른 부분 5곳을 찾아 동그라미 해보세요.

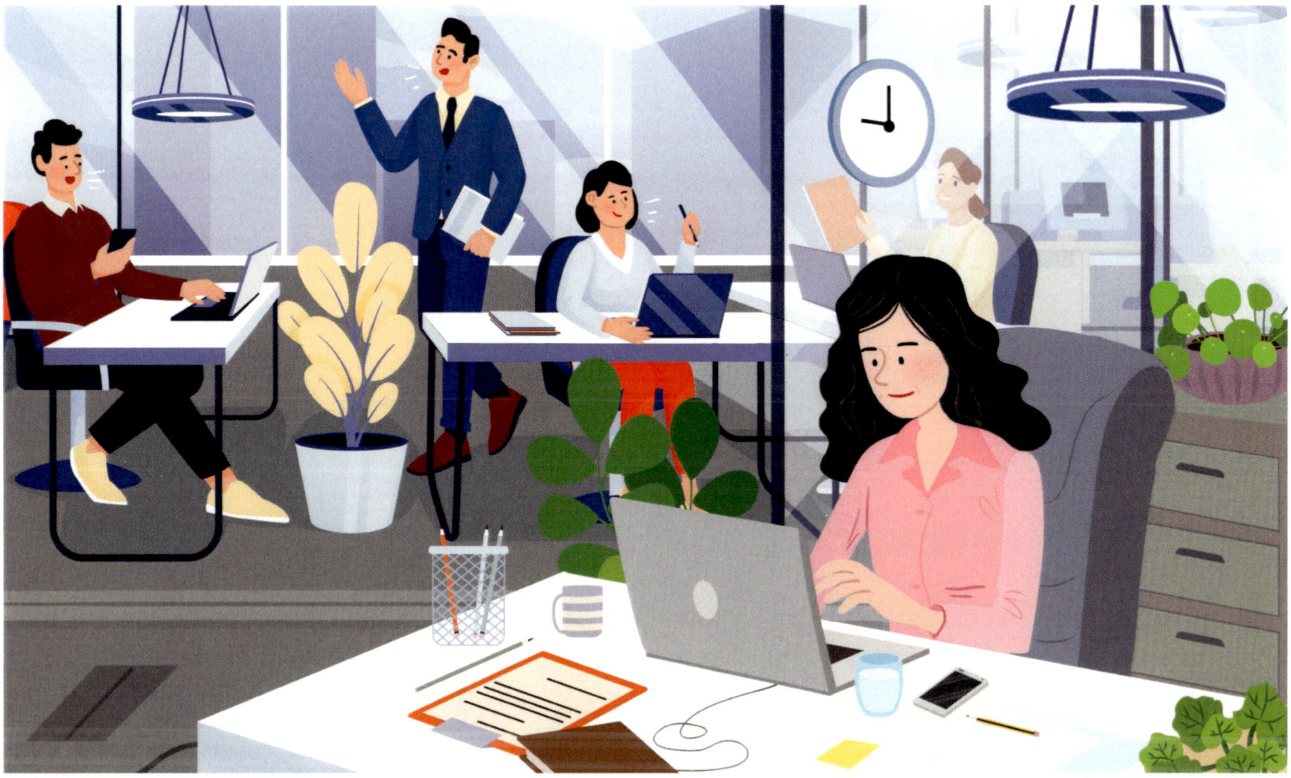

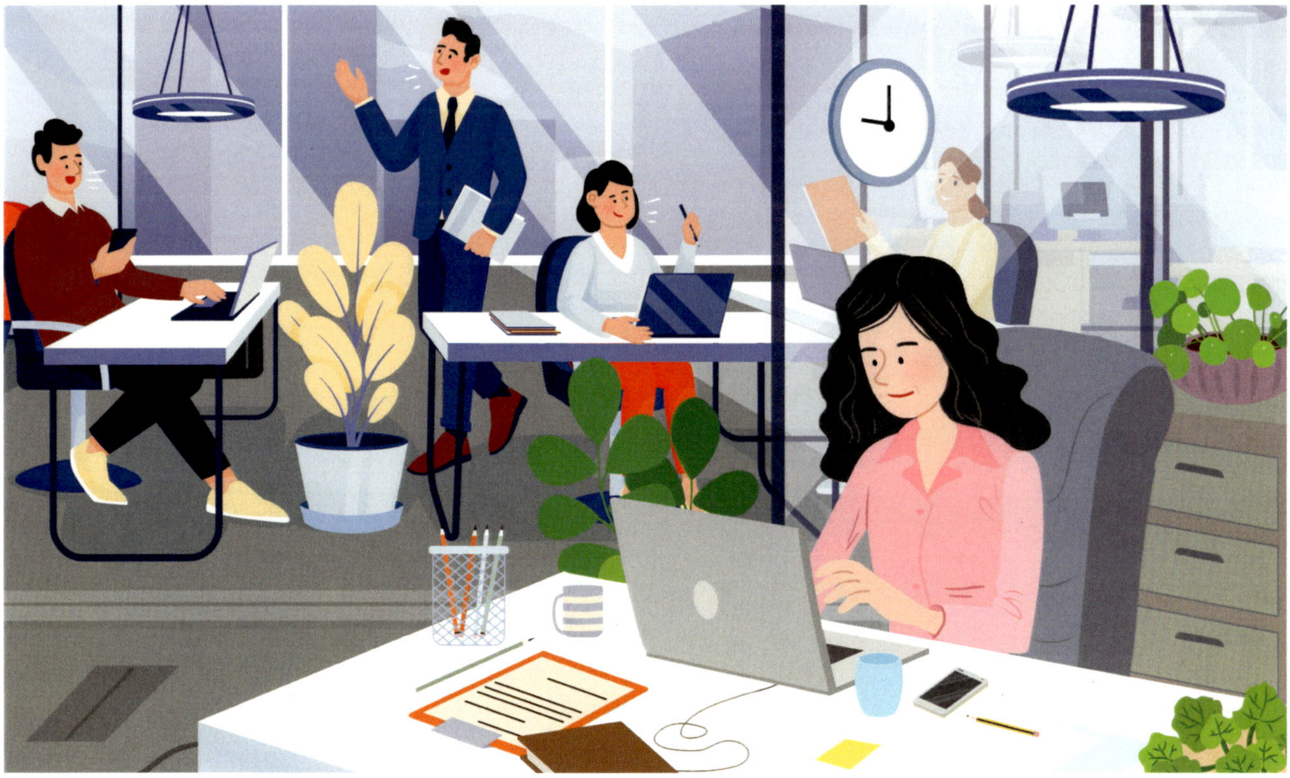

신나는 노래방

두 그림의 다른 부분 5곳을 찾아 동그라미 해보세요.

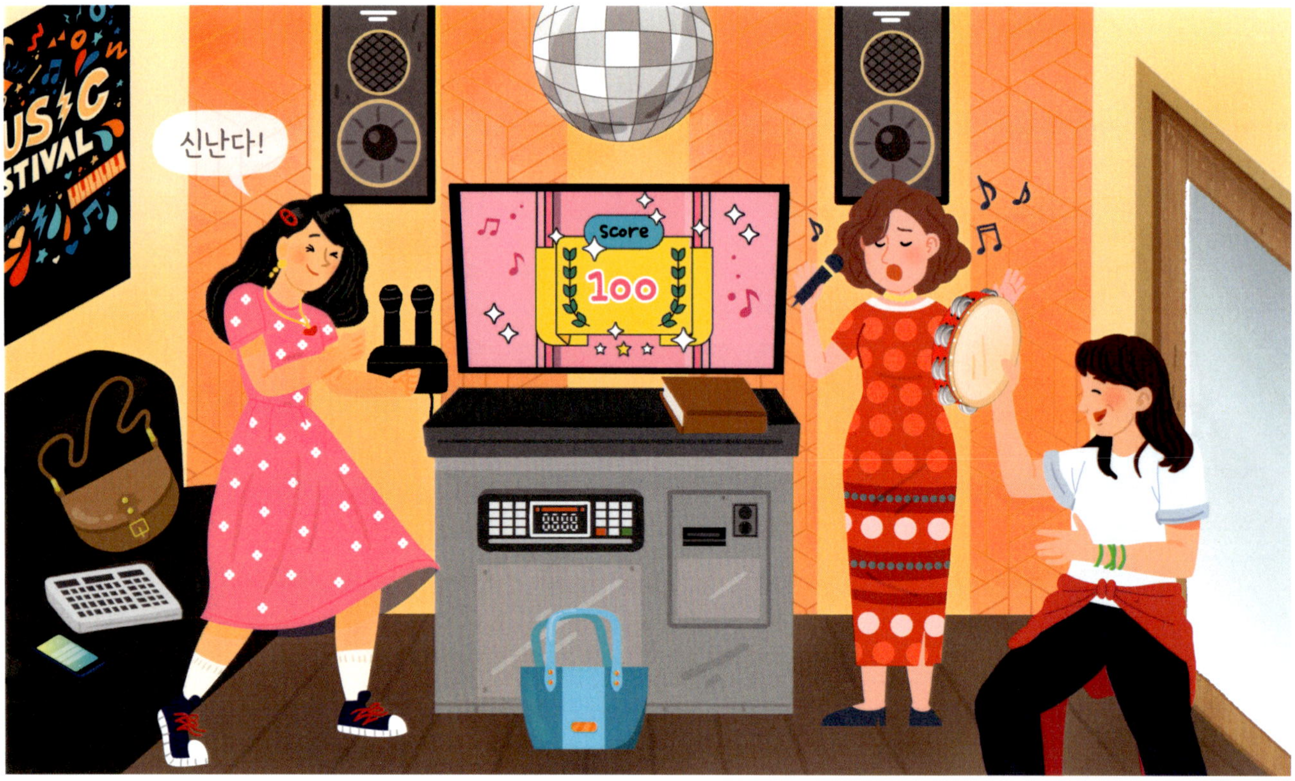

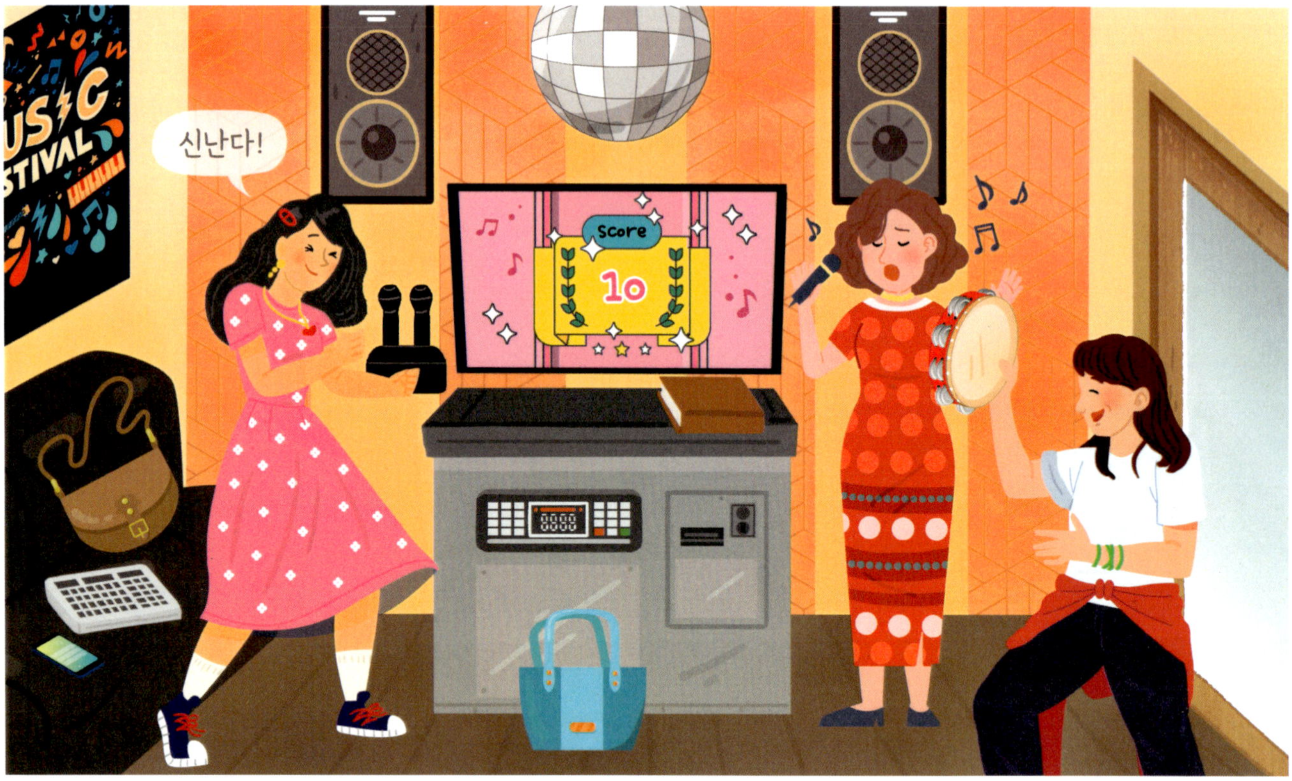

스트레칭

두 그림의 다른 부분 5곳을 찾아 동그라미 해보세요.

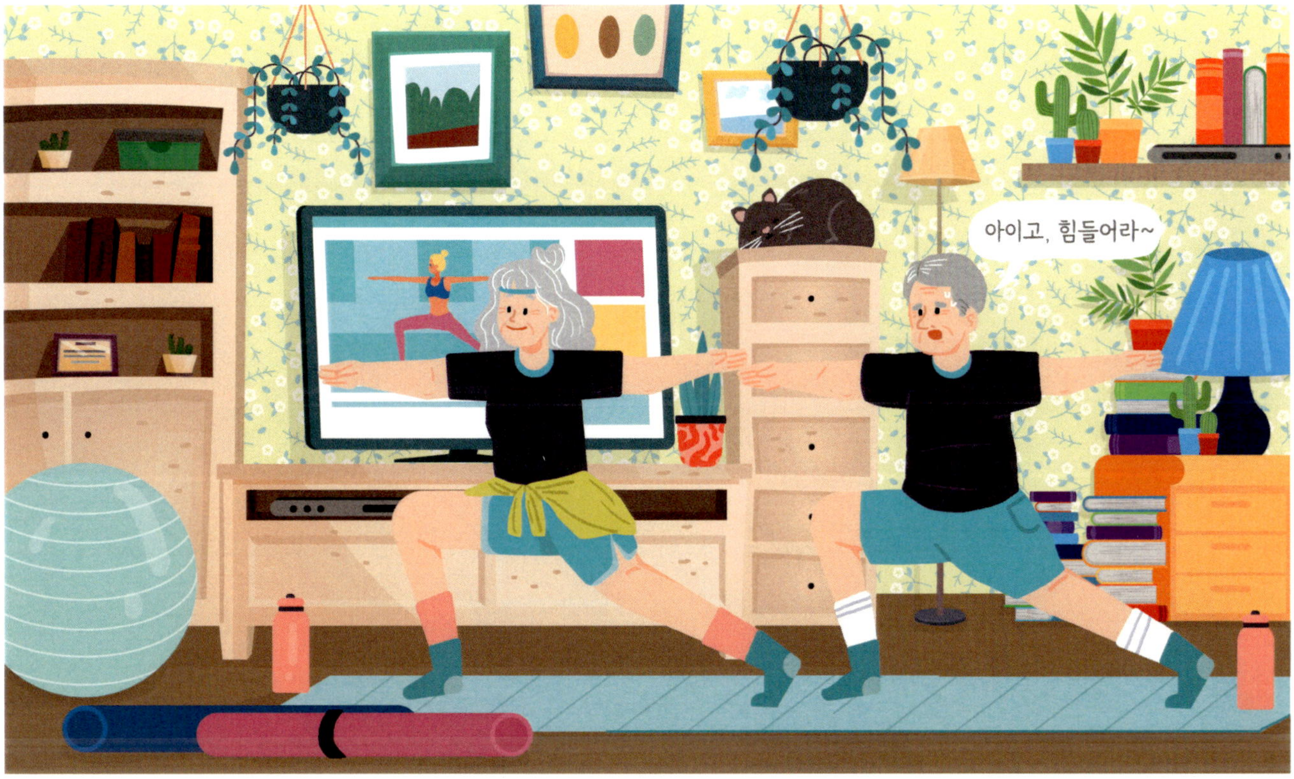
아이고, 힘들어라~

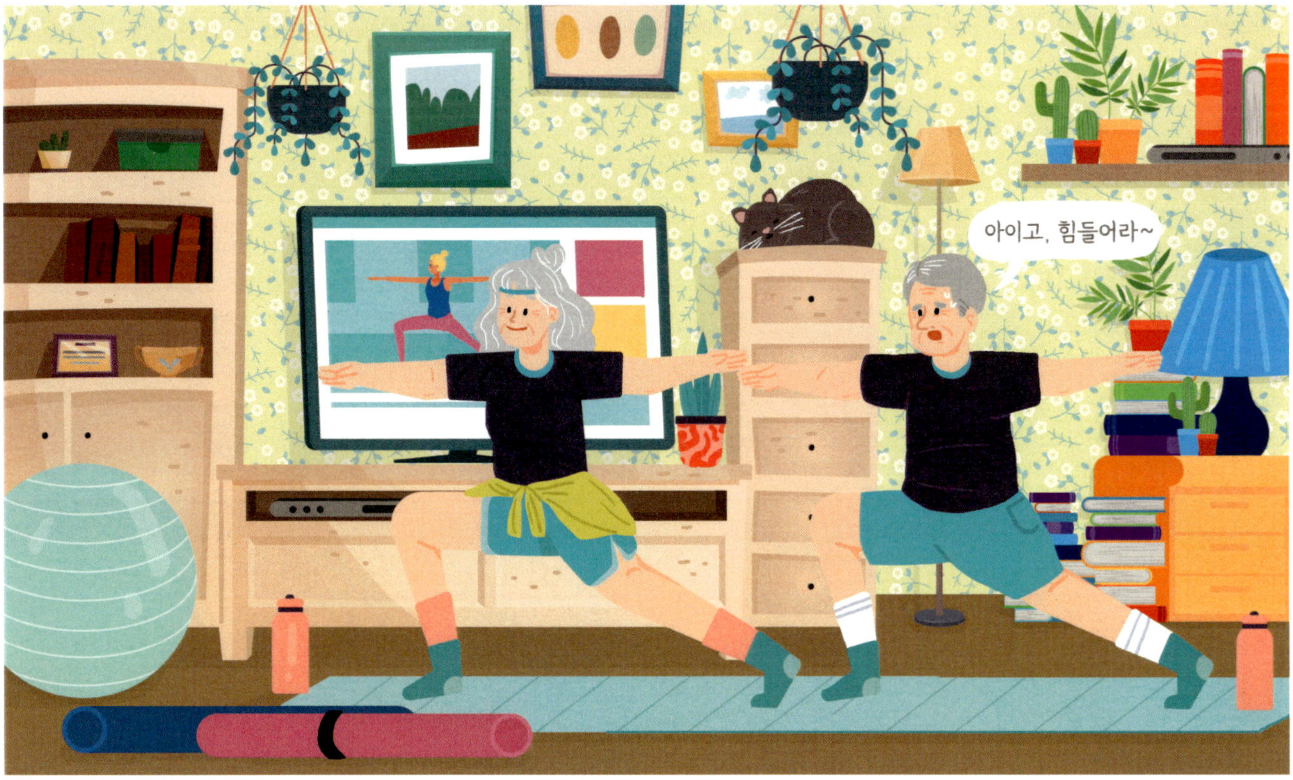
아이고, 힘들어라~

해변

두 그림의 다른 부분 5곳을 찾아 동그라미 해보세요.

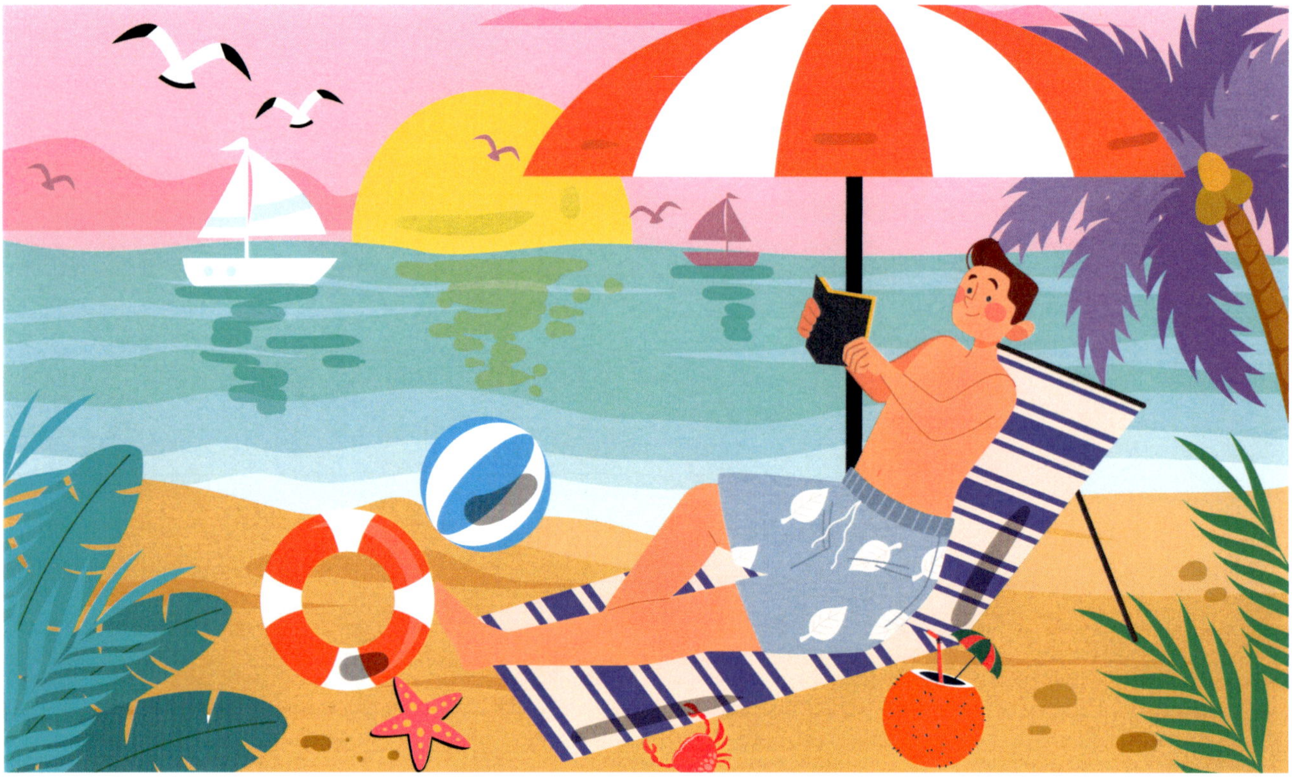

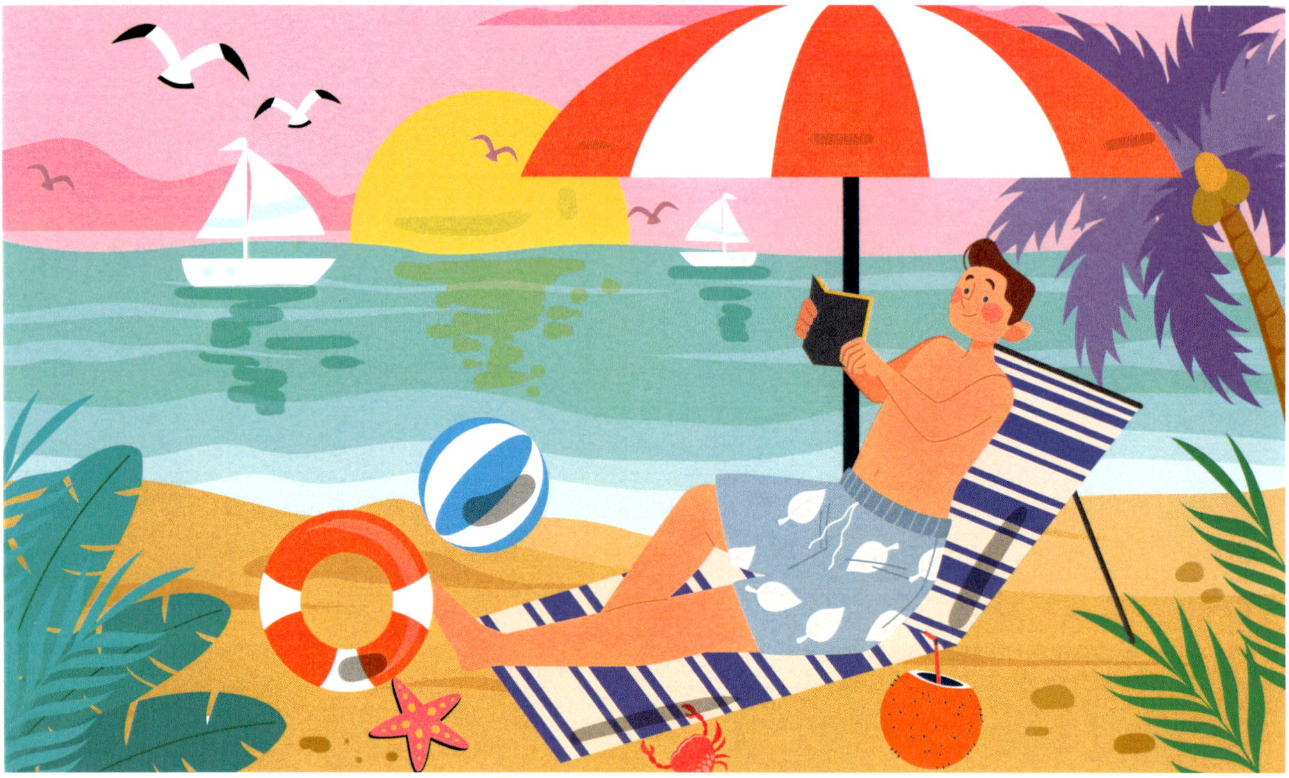

지하철

두 그림의 다른 부분 5곳을 찾아 동그라미 해보세요.

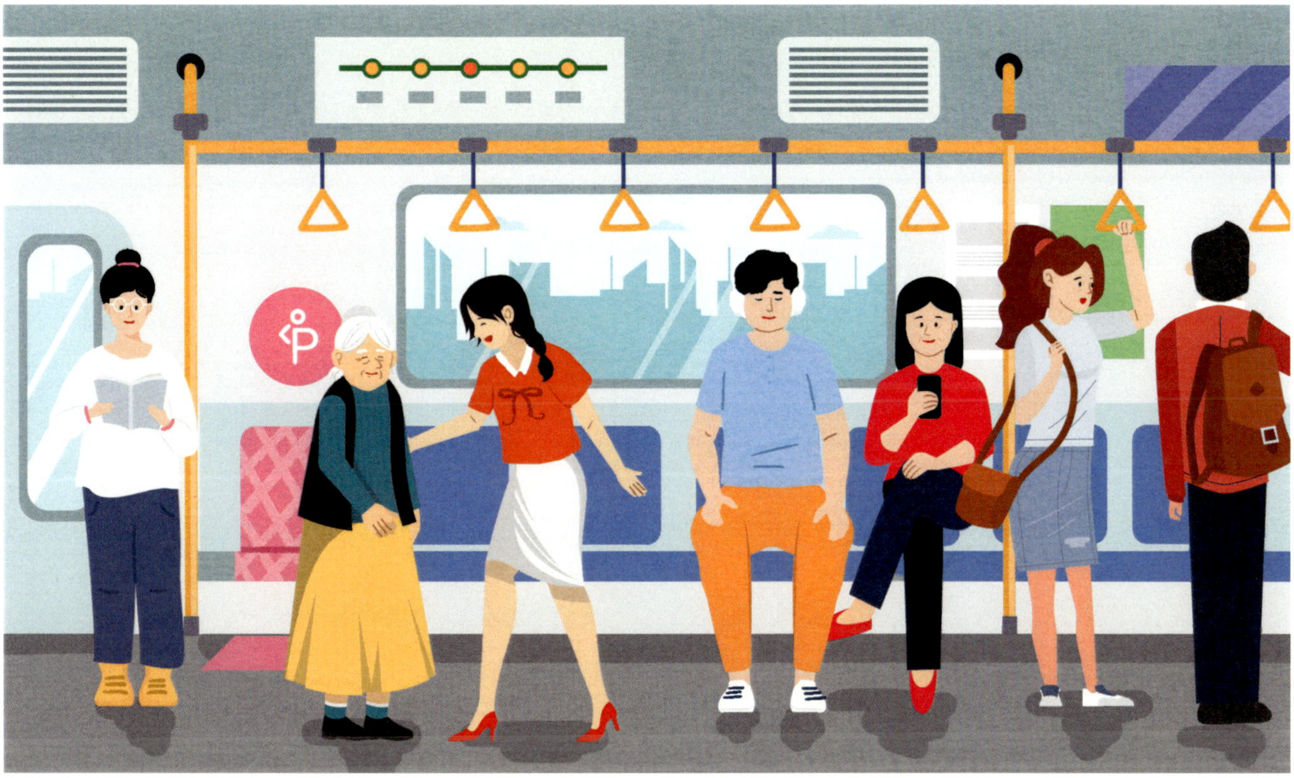

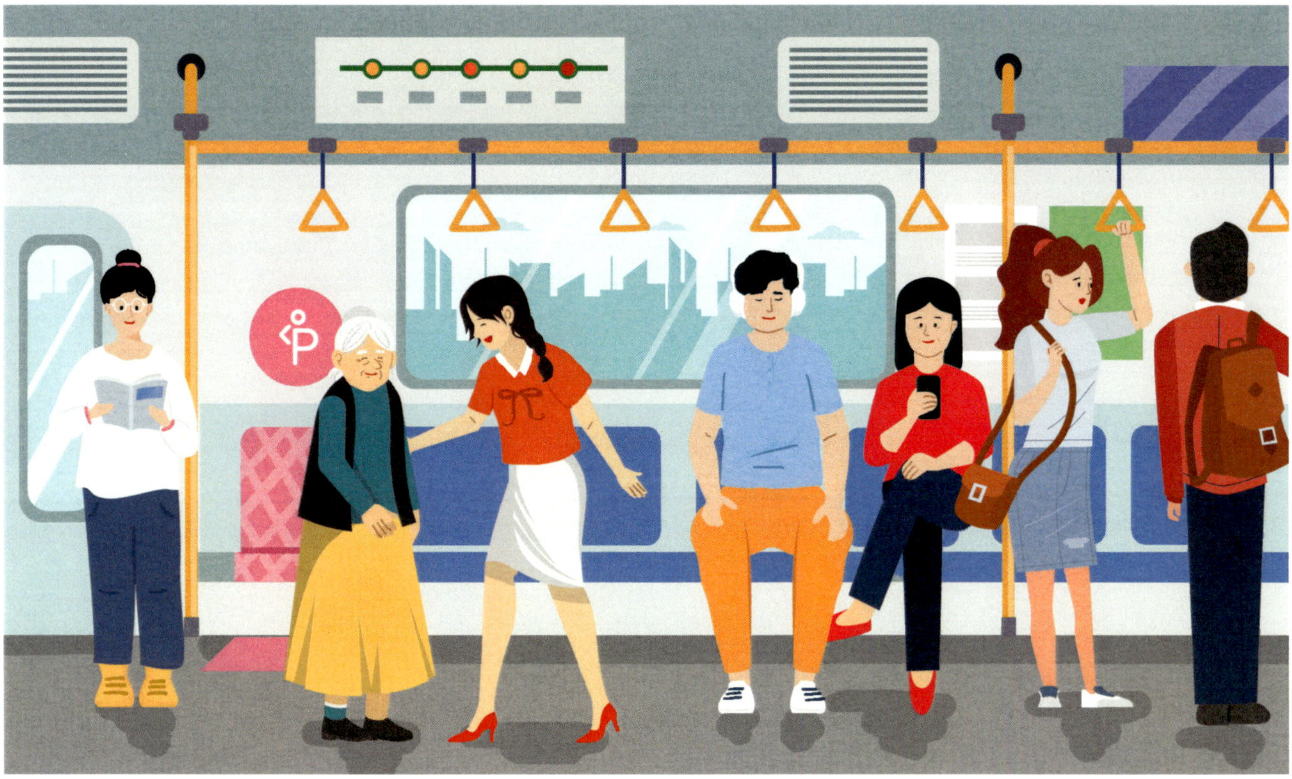

추억의 놀이

두 그림의 다른 부분 5곳을 찾아 동그라미 해보세요.

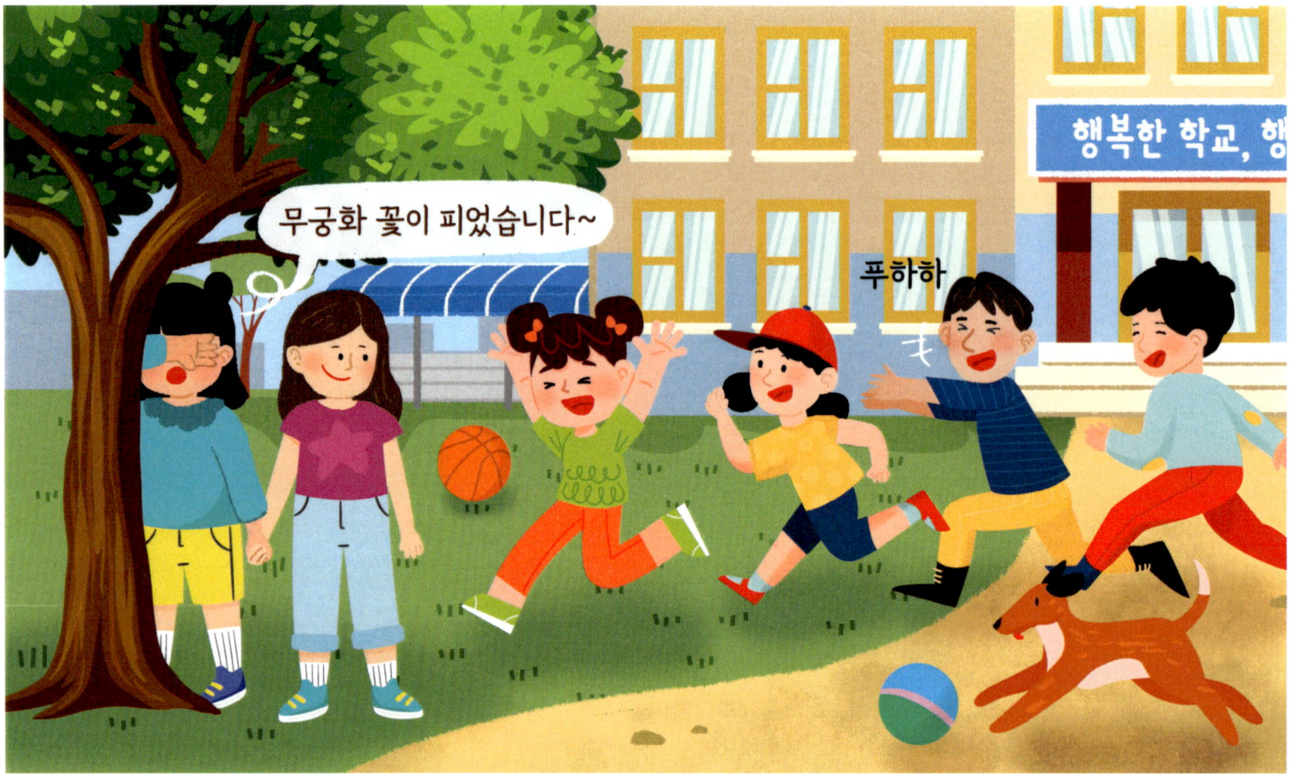
무궁화 꽃이 피었습니다~
푸하하
행복한 학교, 행

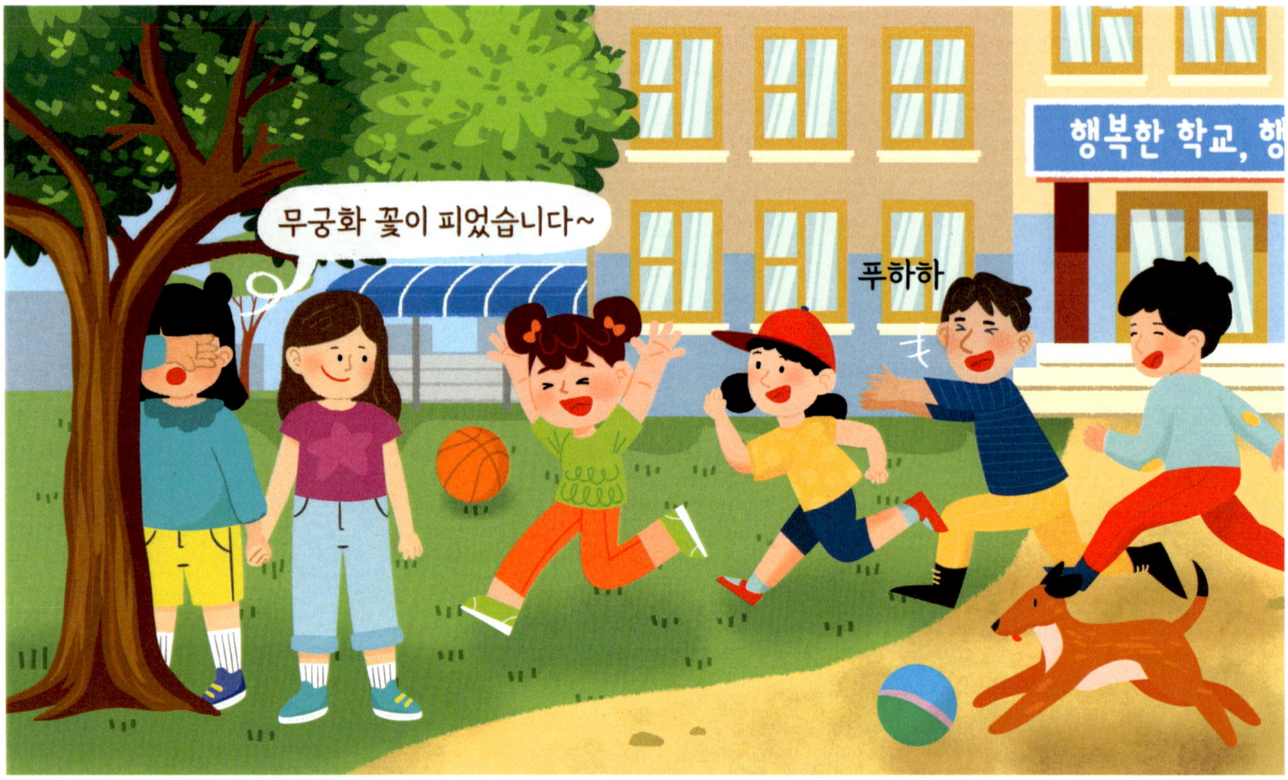
무궁화 꽃이 피었습니다~
푸하하
행복한 학교, 행

전 부치기

두 그림의 다른 부분 5곳을 찾아 동그라미 해보세요.

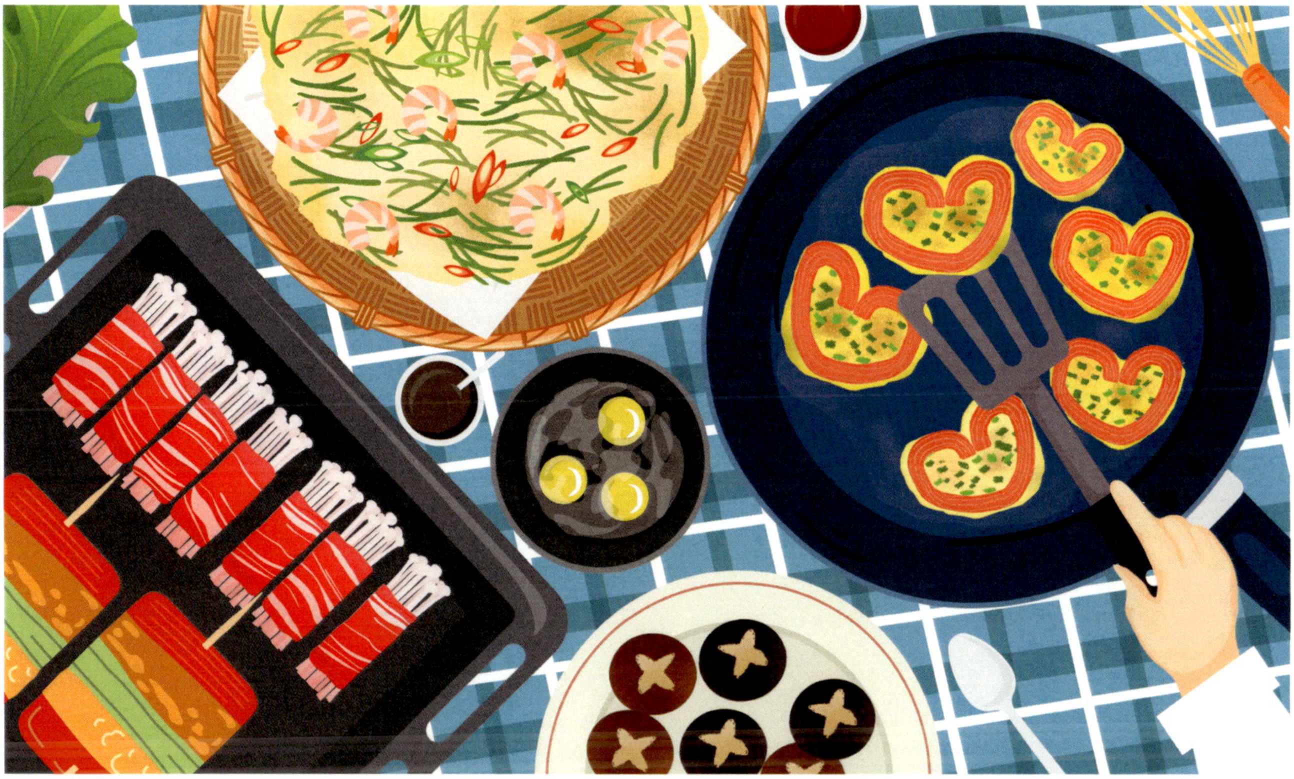

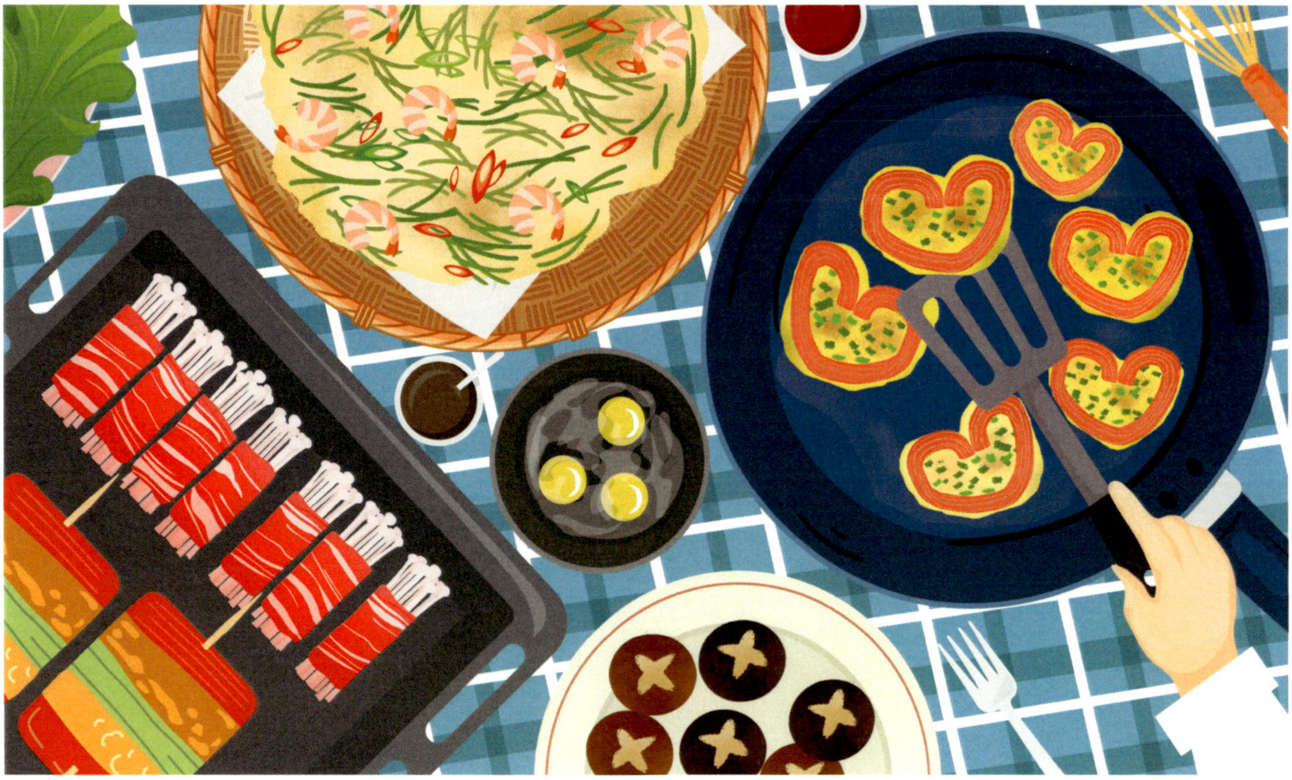

연꽃 핀 호수

두 그림의 다른 부분 5곳을 찾아 동그라미 해보세요.

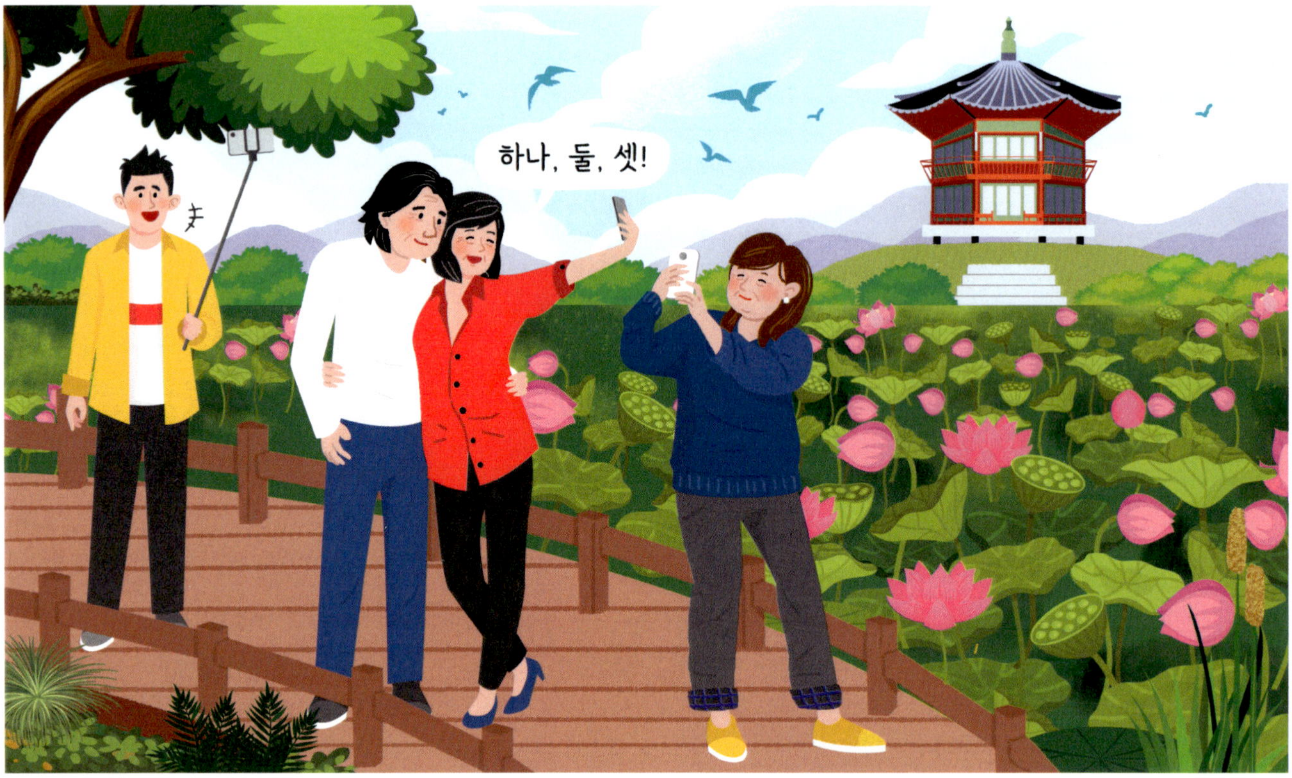
하나, 둘, 셋!

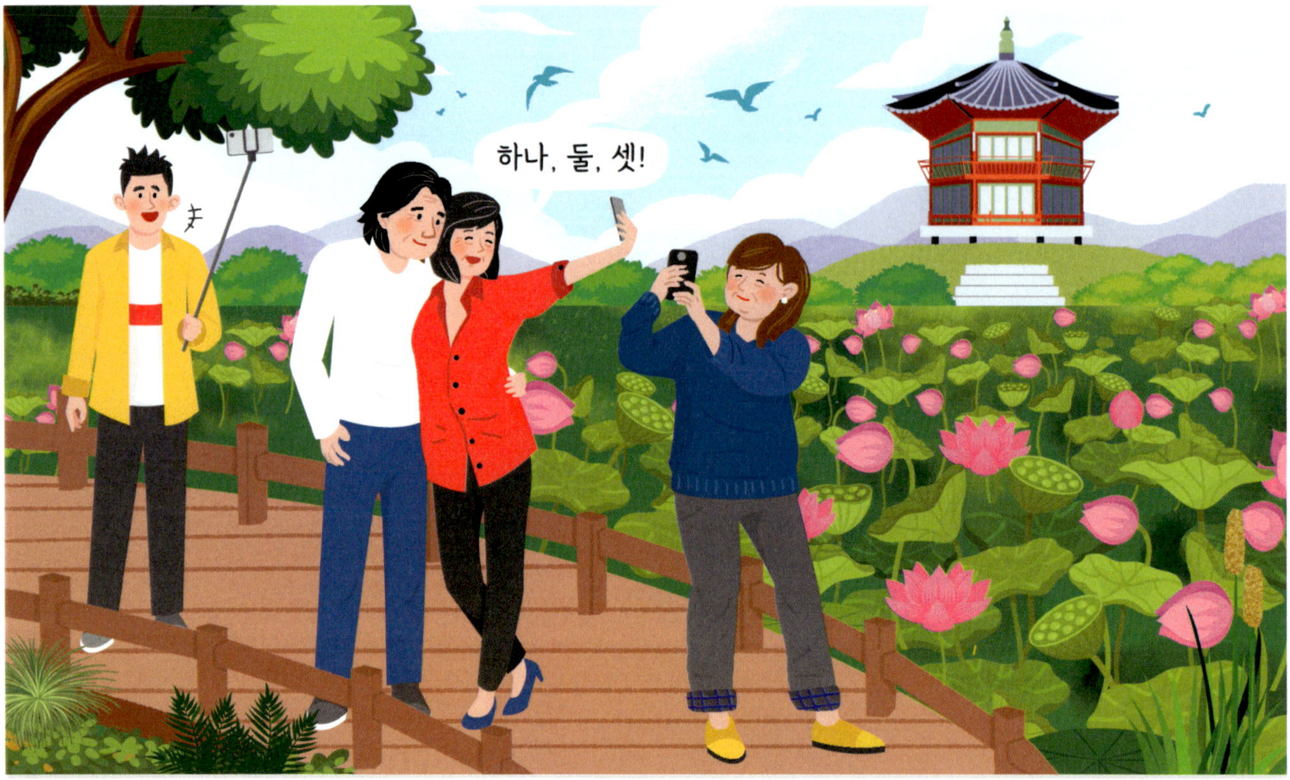
하나, 둘, 셋!

캠핑

두 그림의 다른 부분 5곳을 찾아 동그라미 해보세요.

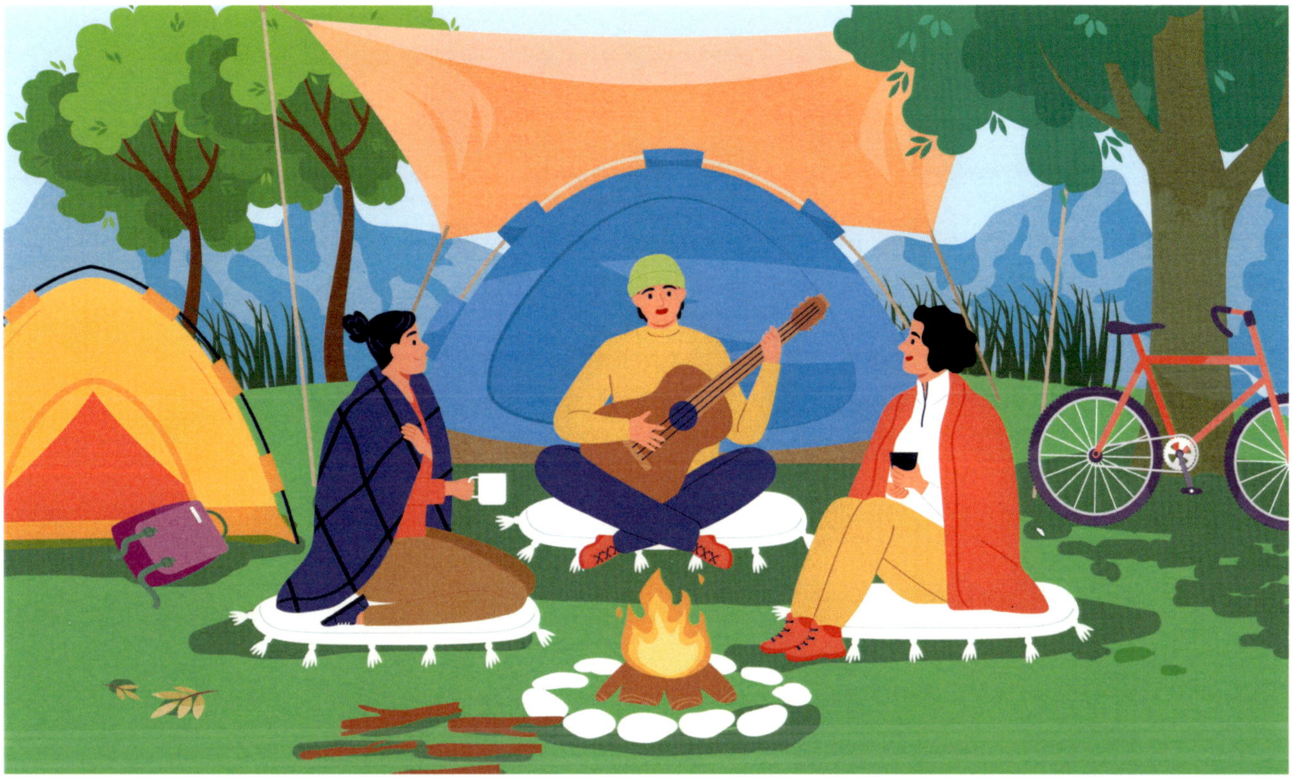

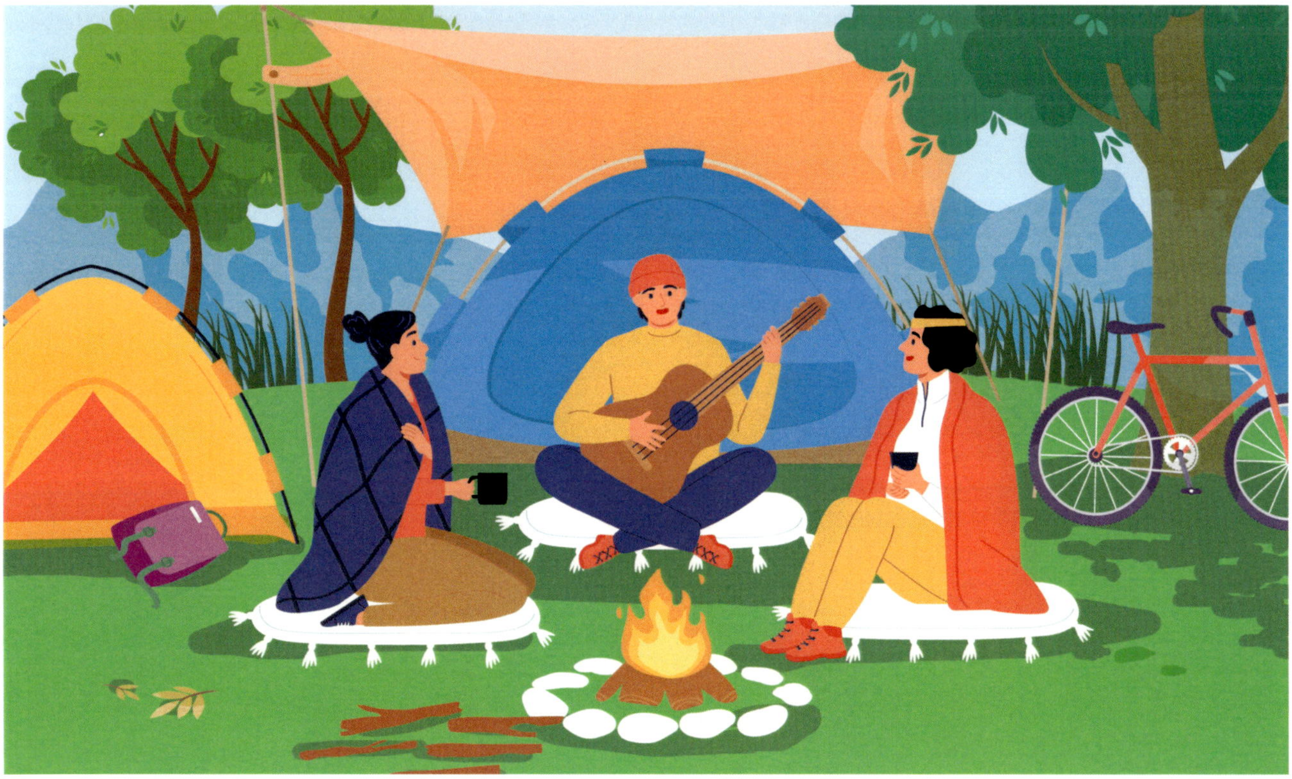

멋진 일몰

두 그림의 다른 부분 5곳을 찾아 동그라미 해보세요.

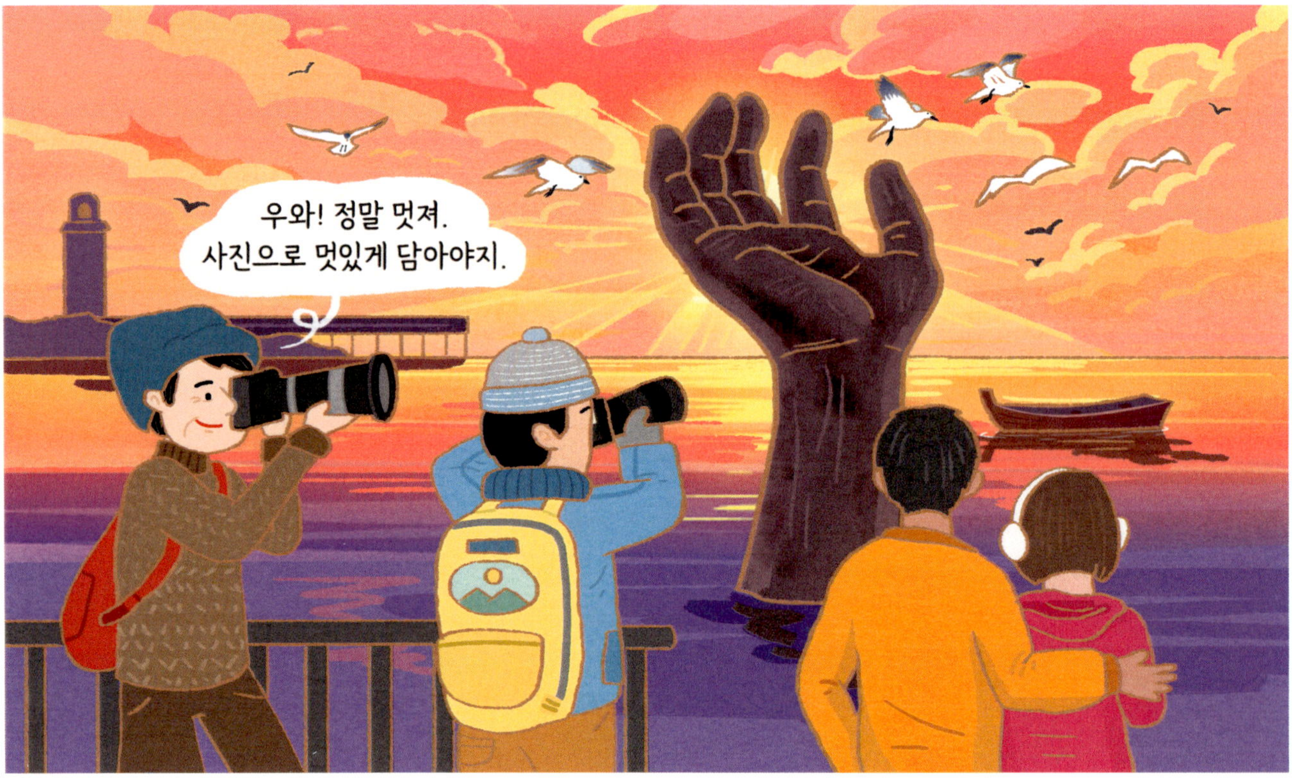
우와! 정말 멋져.
사진으로 멋있게 담아야지.

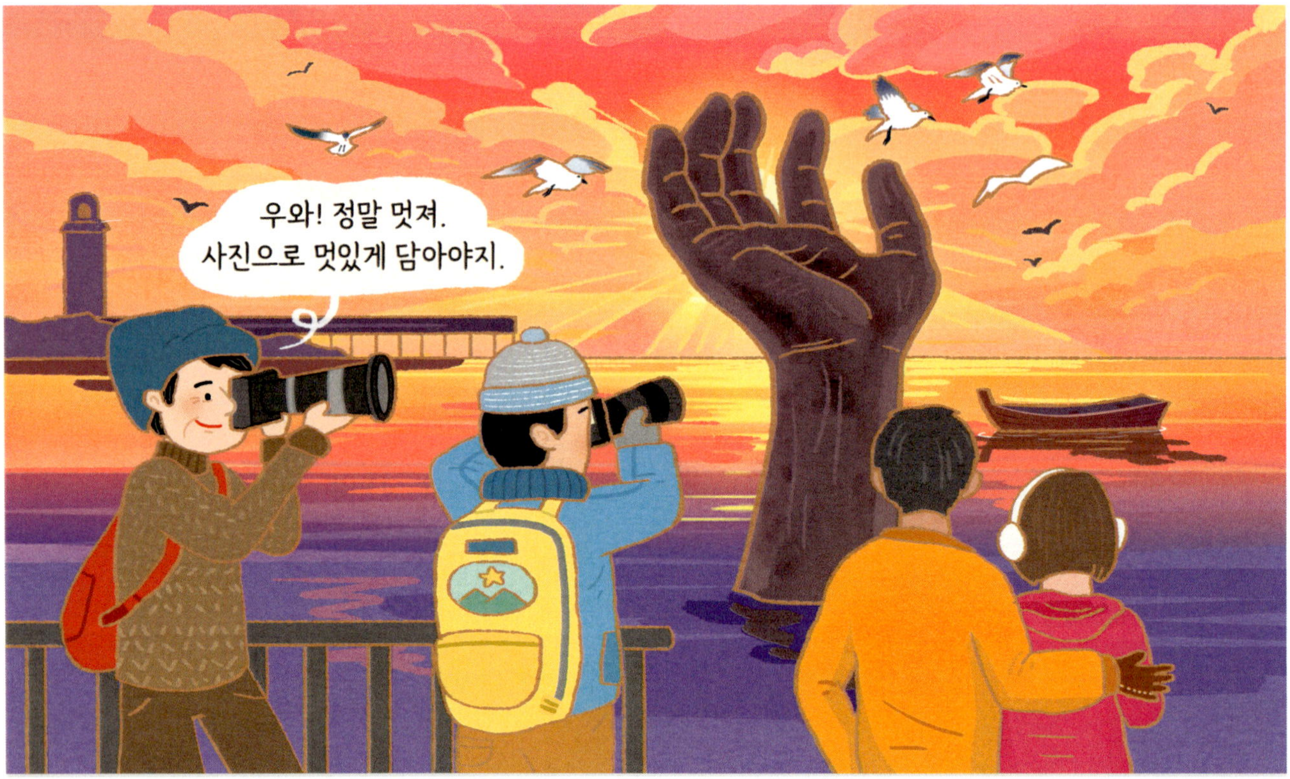
우와! 정말 멋져.
사진으로 멋있게 담아야지.

열기구 1

그림을 잘 기억하고, 다음 장으로 넘어가세요.

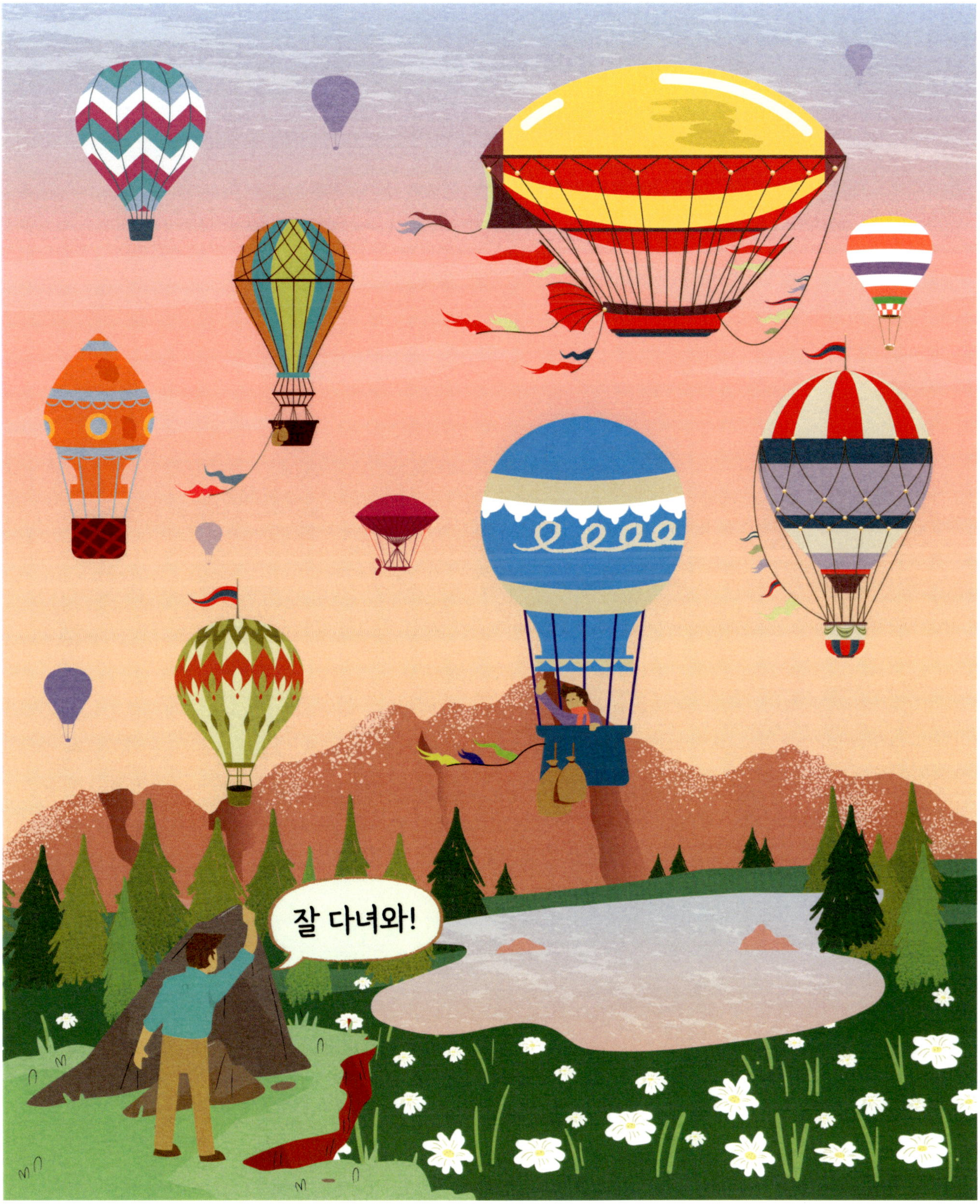

열기구 2

앞 장을 잘 기억해 보고, 바뀐 모습 3곳을 찾아 동그라미 해보세요.

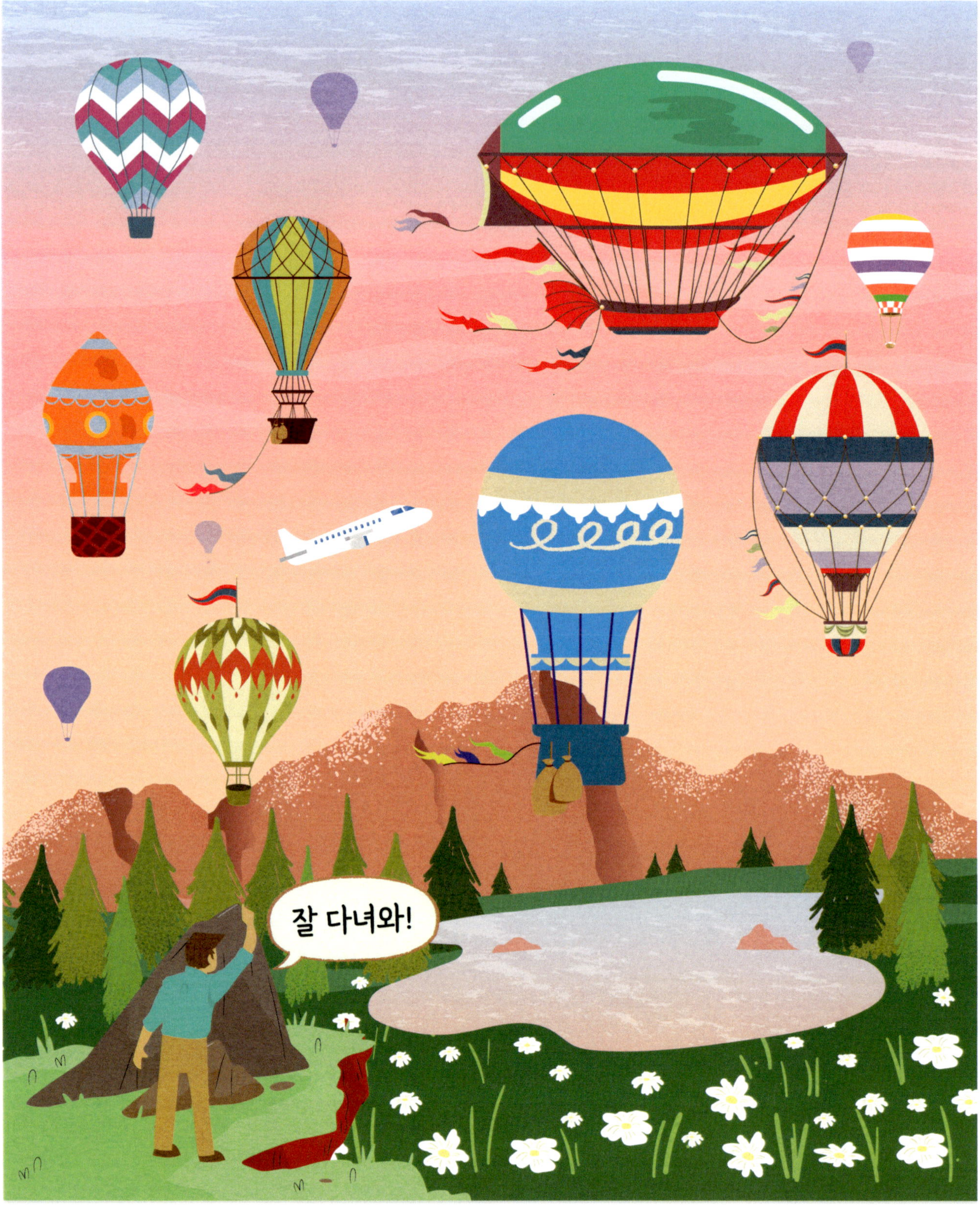

커피 주문하기

두 그림의 다른 부분 5곳을 찾아 동그라미 해보세요.

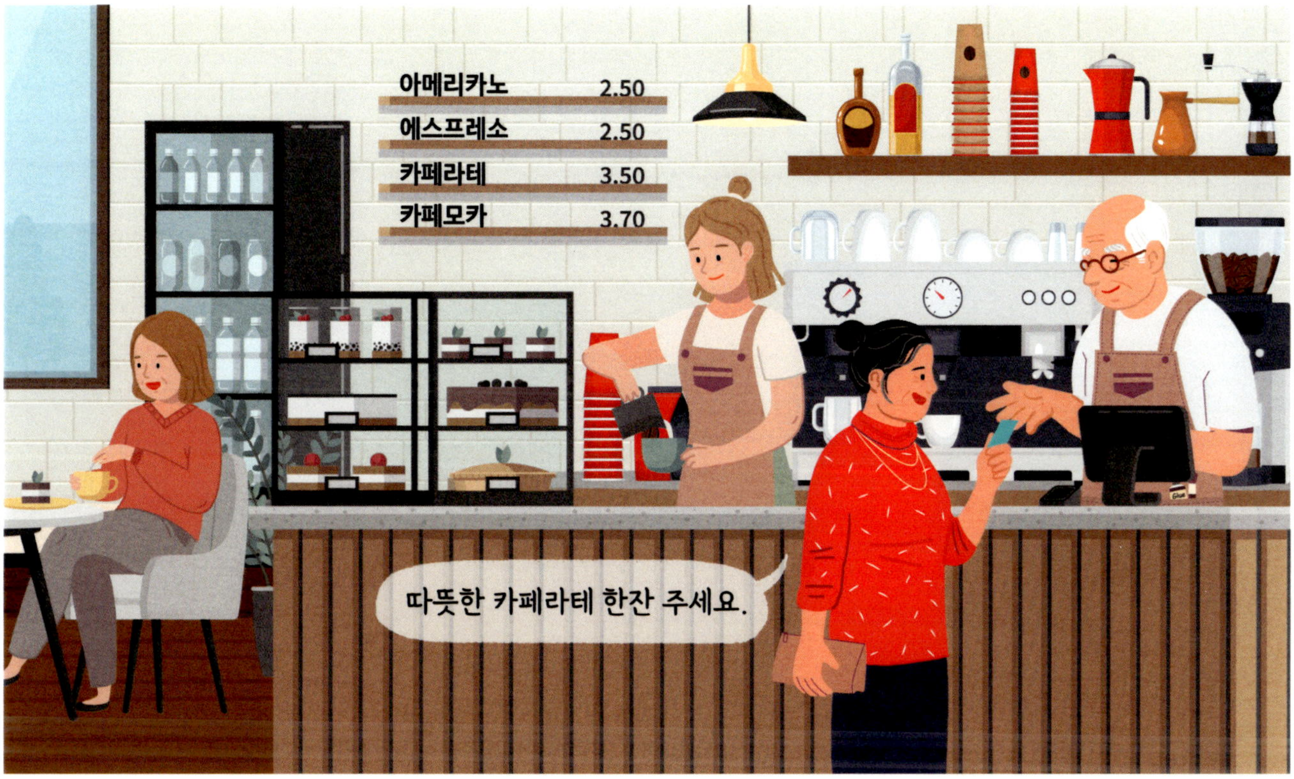

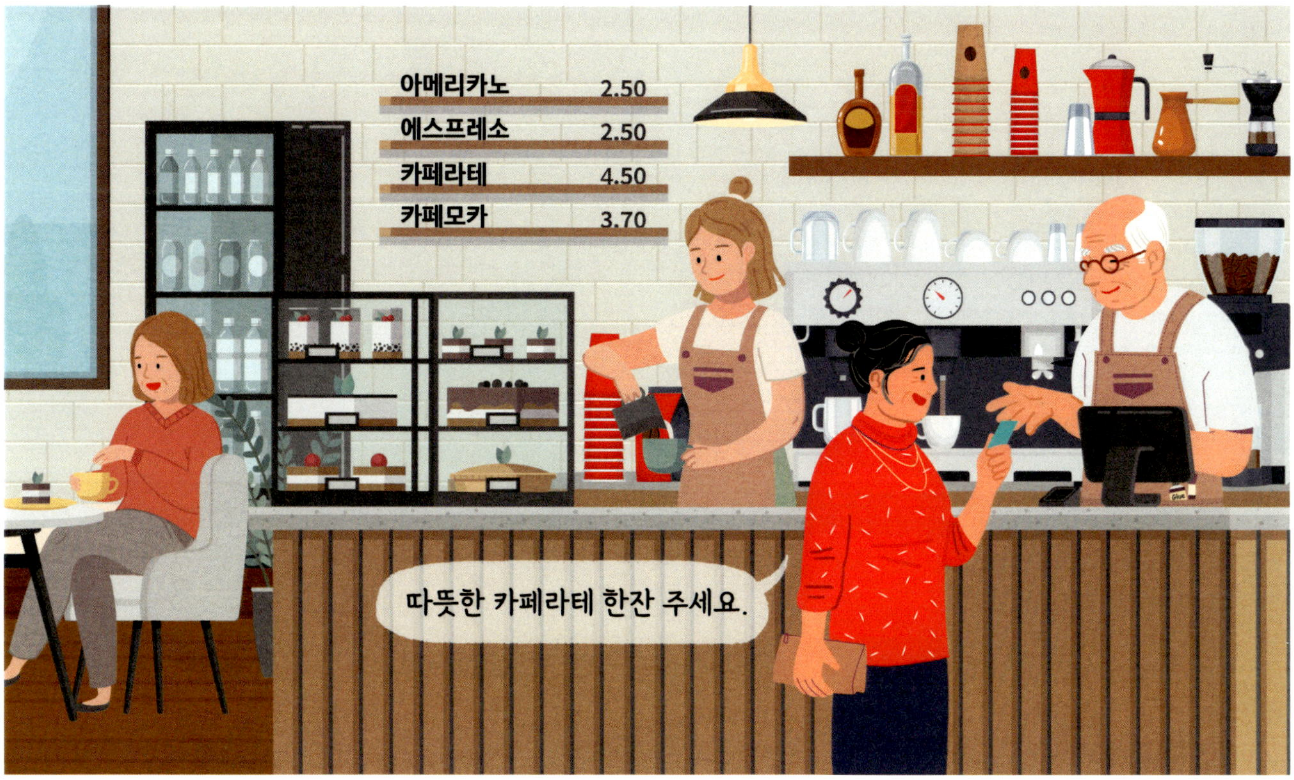

정답

p.1

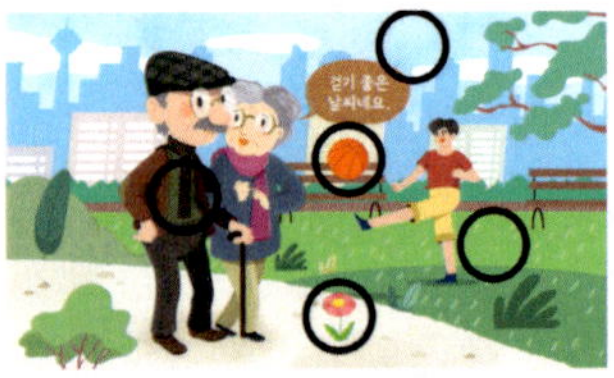

p.2

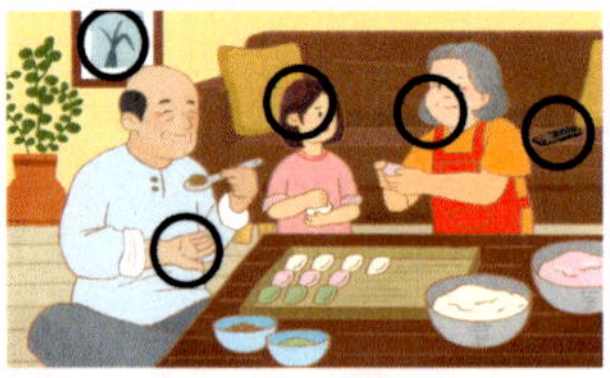

p.3

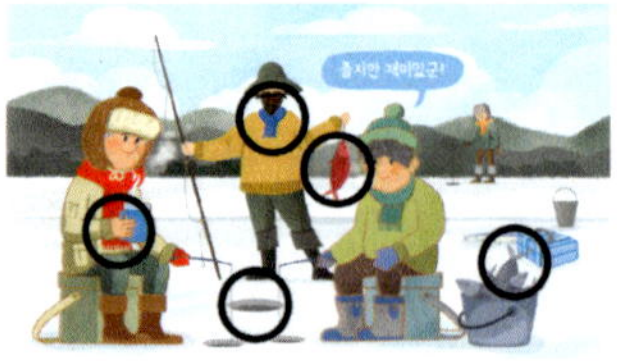

p.4

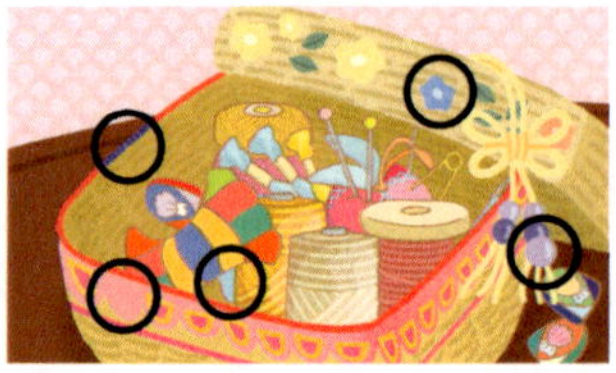

p.5

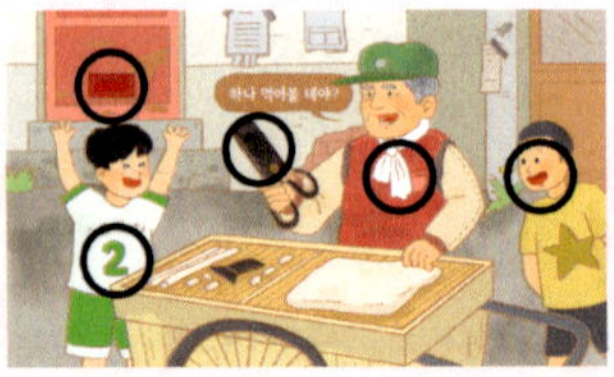

p.6

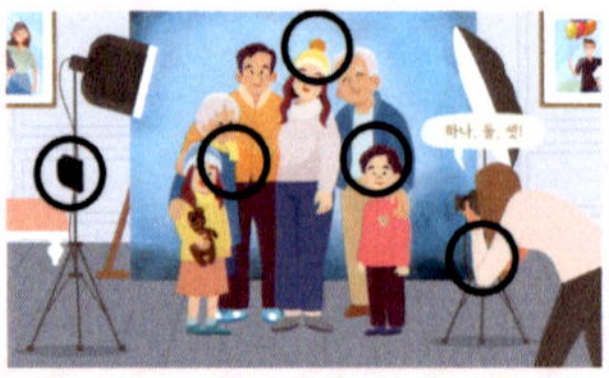

p.7

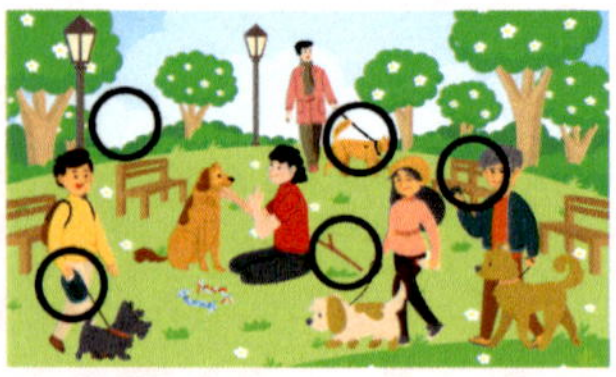

p.8

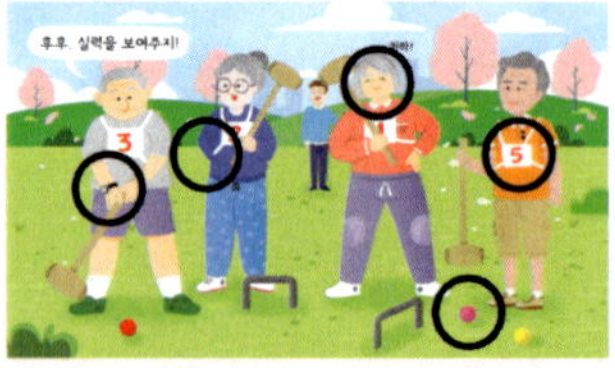

p.9

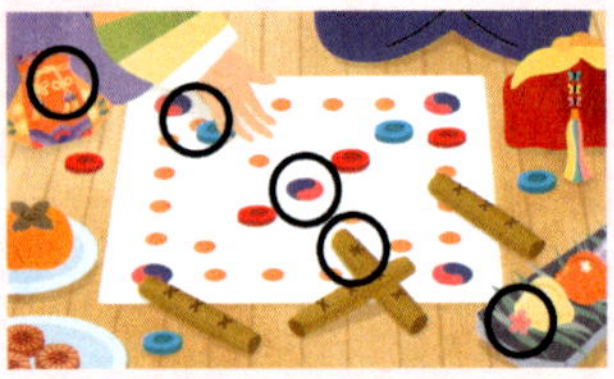

p.10

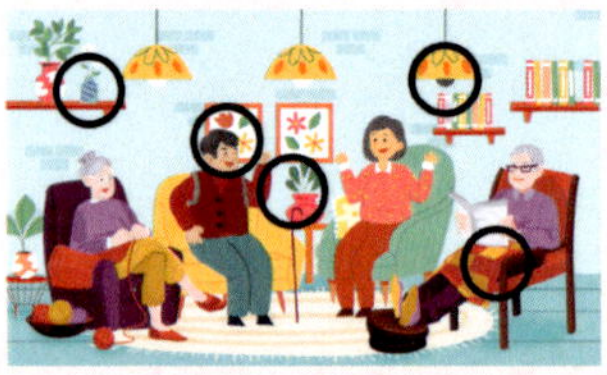

p.11

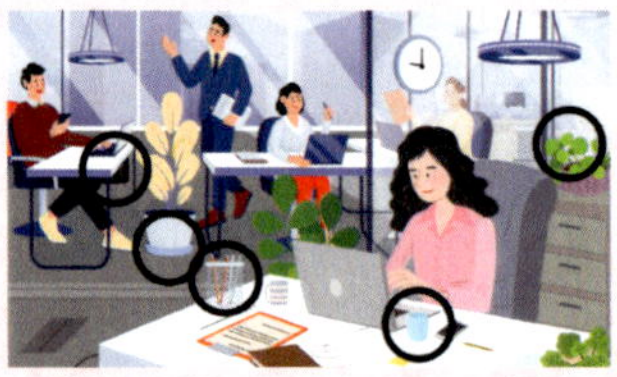

p.12

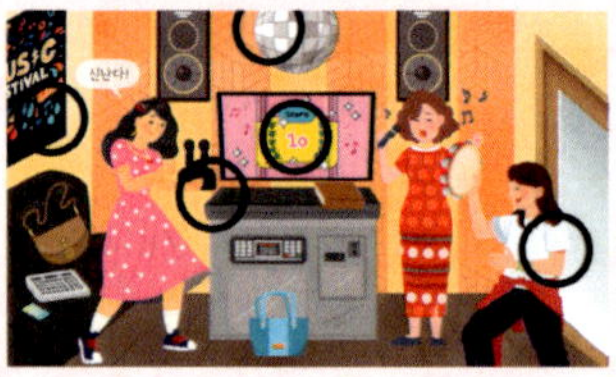

p.13

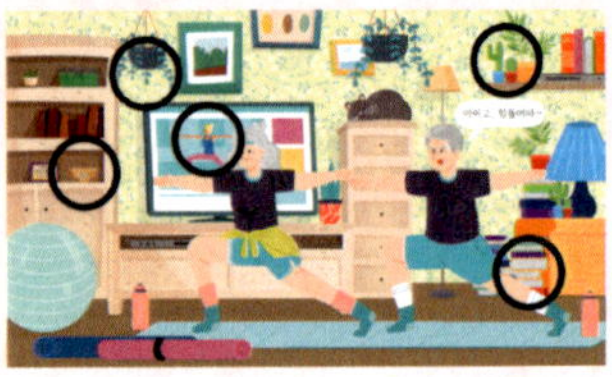

p.14

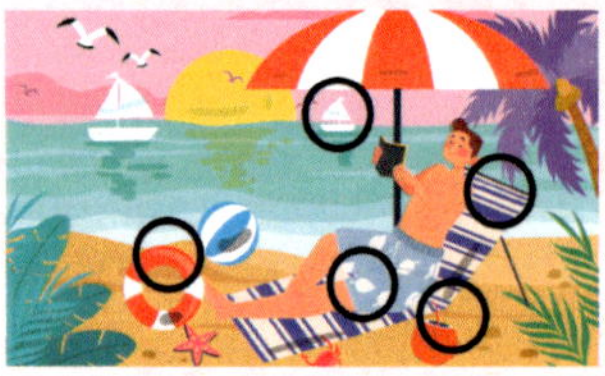

p.15

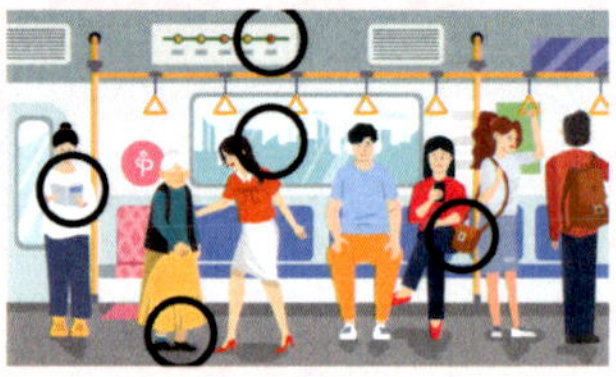

p.16

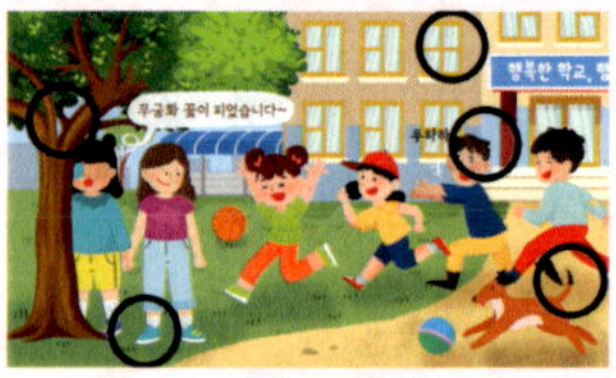

p.17

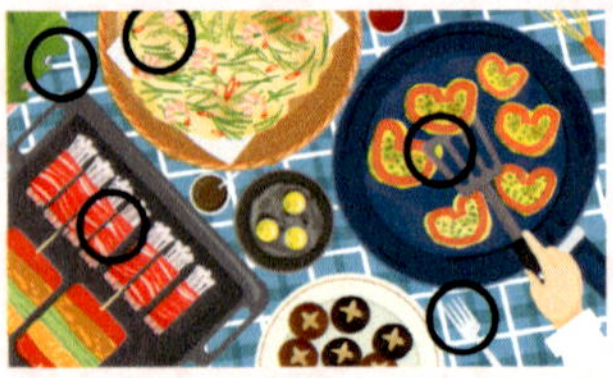

p.18

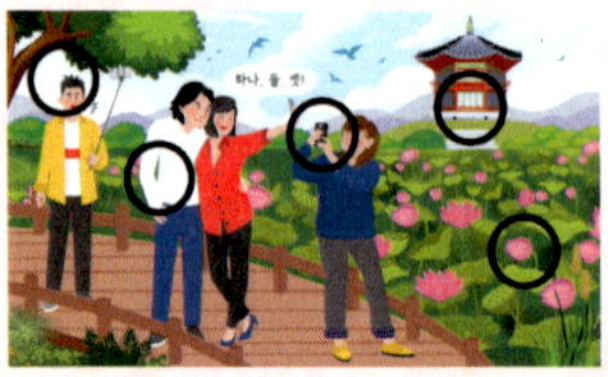

p.19

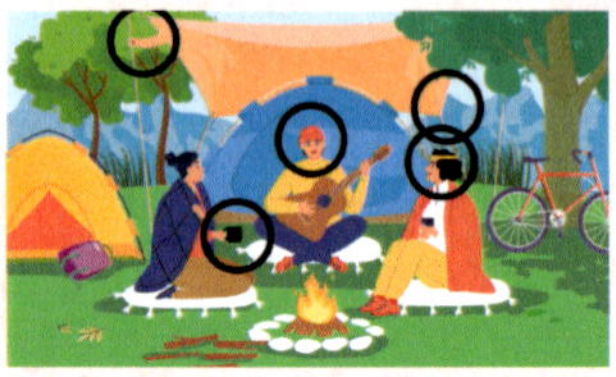

p.20

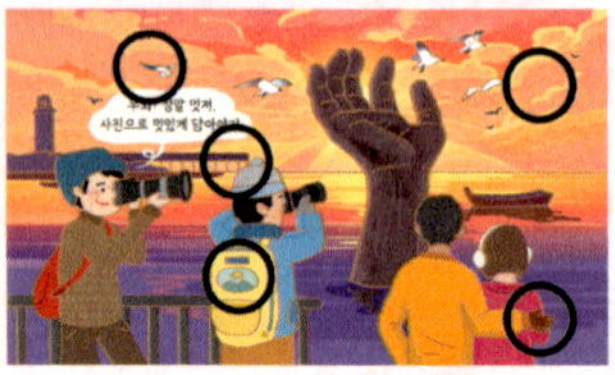

p.22

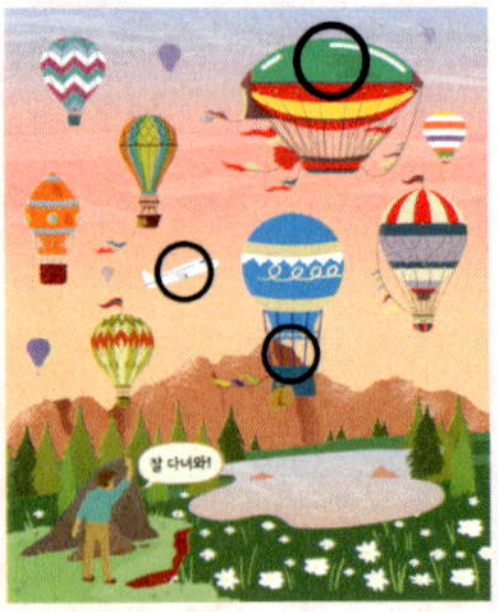

p.23

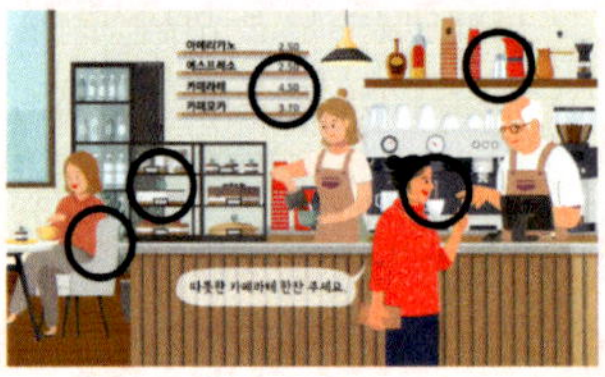

서명 시멘토 시니어 틀린그림찾기 두뇌운동 치매예방 인지활동 1편
구성 시멘토 교육연구소
발행처 시멘토 **발행인** 하태훈 **디자인** 시멘토 디자인연구소
본사 주소 서울시 구로구 고척로 228-11 | 서울시 구로구 중앙로13길 29
물류센터 주소 서울시 구로구 중앙로15길 29 지하 1층 B01호
이메일 helpdesk@symentor.co.kr **홈페이지** www.symentor.co.kr
구매문의 070-4246-5477 by@symentor.co.kr

ISBN 979-11-6408-186-8

값 6,600원

13400

9 791164 081868
ISBN 979-11-6408-186-8